Namrata Harchandani
Rahul Rochani
Shams Ul Nisa

Radiografia digital em odontologia

Namrata Harchandani
Rahul Rochani
Shams Ul Nisa

Radiografia digital em odontologia

Radiografia digital em odontologia

ScienciaScripts

Imprint

Any brand names and product names mentioned in this book are subject to trademark, brand or patent protection and are trademarks or registered trademarks of their respective holders. The use of brand names, product names, common names, trade names, product descriptions etc. even without a particular marking in this work is in no way to be construed to mean that such names may be regarded as unrestricted in respect of trademark and brand protection legislation and could thus be used by anyone.

Cover image: www.ingimage.com

This book is a translation from the original published under ISBN 978-620-7-99673-5.

Publisher:
Sciencia Scripts
is a trademark of
Dodo Books Indian Ocean Ltd. and OmniScriptum S.R.L publishing group

120 High Road, East Finchley, London, N2 9ED, United Kingdom
Str. Armeneasca 28/1, office 1, Chisinau MD-2012, Republic of Moldova, Europe
Printed at: see last page
ISBN: 978-620-7-97441-2

ÍNDICE

INTRODUÇÃO..2

ANTECEDENTES HISTÓRICOS...6

IMAGEM RADIOGRÁFICA DIGITAL 8

RADIOGRAFIA CONVENCIONAL VERSUS RADIOGRAFIA

DIGITAL 13

CONSIDERAÇÕES SOBRE A DOSE 35

TÉCNICAS DE RADIOGRAFIA DIGITAL INTRA-ORAL....................36

ASPECTOS DE SEGURANÇA DA RADIOGRAFIA DIGITAL..............44

CONCLUSÃO 49

REFERÊNCIAS 51

INTRODUÇÃO

A descoberta dos raios X em 1895 foi um passo histórico que conduziu ao desenvolvimento de uma vasta classe de métodos de diagnóstico por imagem, normalmente designada por "Radiografia". Pouco depois da sua descoberta, a radiografia encontrou a sua aplicação na medicina dentária em 1896.[1] Nos últimos 100 anos, embora mantendo os mesmos princípios de formação de imagem, a radiografia intra-oral registou melhorias significativas. Estas melhorias incluem o aumento da qualidade da produção de raios X, a compreensão e a redução dos perigos associados à radiação ionizante e, mais importante ainda, a evolução constante dos receptores de imagens radiográficas. Ao longo do primeiro século da radiografia dentária, a película tem sido o principal meio de obtenção de imagens radiográficas para aplicações intra e extra-orais. Durante este período, os desenvolvimentos contínuos na tecnologia da película centraram-se no aumento da sensibilidade e latitude da película, reduzindo simultaneamente os artefactos e o tempo de processamento. O exame visual, muitas vezes auxiliado por vários melhoramentos ópticos, constituiu o principal modo de exame das imagens radiográficas.[2]

A introdução dos computadores digitais no início da década de 1940 alimentou uma cadeia revolucionária de desenvolvimento rápido em vários domínios da ciência, incluindo os primeiros passos na imagiologia digital para aplicações de diagnóstico. O poder computacional dos computadores digitais, associado a algoritmos de processamento de imagem e de sinal, proporcionou uma vasta gama de opções para o melhoramento e análise de imagens. A abordagem inicial da radiografia digital envolvia a digitalização (digitalização) de radiografias em película para um computador, seguida do processamento e visualização da imagem. Este processo de duas etapas, também conhecido como radiografia digital indireta, ganhou uma popularidade significativa em actividades de investigação, mas não é muito utilizado em procedimentos clínicos. Além disso, essa imagem digital formada indiretamente tinha, na melhor das hipóteses, o mesmo conteúdo de informação que a radiografia em película, juntamente com as suas características e artefactos. A introdução de receptores de imagem electrónicos no final da década de 1960 e as suas rápidas melhorias não só tornaram possível a radiografia digital direta, como também levaram à introdução de métodos de diagnóstico por imagem computorizados, como a tomografia computorizada (TC).[2] A primeira tecnologia é composta por um grupo de receptores de imagem digitais que podem transferir a imagem captada eletronicamente em tempo real para o sistema informático.[2]

A tecnologia de dispositivo de carga acoplada (CCD) é o primeiro recetor eletrónico introduzido em 1989 para aplicação dentária. Atualmente, os receptores baseados em CCD são os receptores electrónicos mais comuns, tendo sofrido melhorias significativas desde a sua introdução. Um recetor de imagem CCD é composto por uma série de pequenos sensores individuais, configurados de forma uniforme e retangular. Cada pequeno sensor recolhe a energia de raios X transmitida. A recolha destes sinais detectados será transferida para o computador através da unidade ADC para formar a imagem radiográfica digital. O recetor de imagem do sensor de píxeis activos (APS) tem uma estrutura semelhante à do recetor CCD, mas oferece acesso direto a cada localização individual dentro do sensor. Isto permite operações como a leitura de uma pequena região de interesse (ROI) ou o processamento dependente da localização da imagem no chip.[2]

O fósforo de armazenamento fotoestimulável (PSP) é a segunda categoria de tecnologia de imagiologia que encontrou alguma aceitação na radiografia dentária e no diagnóstico de cáries. Os receptores de imagem PSP são fundamentalmente diferentes dos receptores electrónicos em termos de conceção e estrutura. A imagiologia por PSP requer um passo de digitalização e não fornece uma imagem imediata. Apesar das diferenças, o PSP partilha muitas das características do recetor de imagem eletrónico, o que o torna uma abordagem alternativa para a radiografia digital.[2]

Em [8] de novembro de 1895, o físico bávaro Wilhelm Conrad Roentgen ficou intrigado com os tubos catódicos incandescentes e decidiu ver o que estes podiam fazer. Descobriu que os raios que emitiam podiam atravessar partes do corpo, como a sua mão, e que os ossos por baixo da pele se tornavam claramente visíveis no ecrã. Como não sabia exatamente o que estava a causar este fenómeno, rotulou os raios de "X", que é o símbolo matemático para tudo o que é desconhecido. A revolução estava apenas a começar. Menos de duas semanas após esta importante descoberta, o Dr. Otto Walkhoff desenvolveu o primeiro "Roentgenograma" original a partir de uma porção de placa de vidro. A imagem necessitava de 25 minutos de exposição. A radiografia e a medicina dentária acabaram de iniciar uma amizade muito boa.[2,3]

Apenas três meses após a descoberta coincidente do dentista nos raios X por Wilhelm Conrad Rontgen em novembro de 1895, a primeira radiografia dentária {Figura 1 a} foi feita pelo Dr. Otto Walkhoff Braunschwei, Alemanha. Walkhoff colocou uma pequena placa fotográfica revestida com um dique de borracha na sua própria boca e, em seguida, sentou-se durante vinte e cinco minutos para receber os raios. Um mês mais tarde, Wilhelm Koenig reduziu o tempo de exposição para nove minutos e produziu radiografias dos seus dentes da frente {Figura. 1 b} de muito melhor qualidade diagnóstica. Pouco depois, apercebeu-se do lado nocivo dos raios. No entanto, a tecnologia continuou a melhorar e a radiografia dentária tornou-se um método de diagnóstico estabelecido.

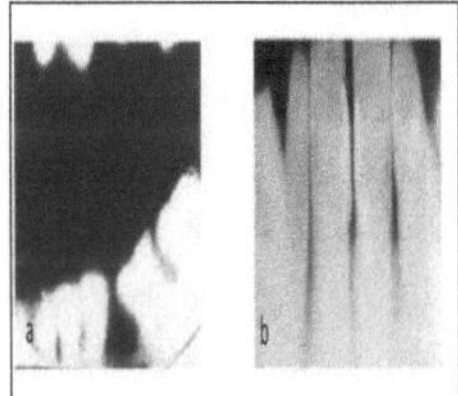

Figura 1a e b: radiografia efectuada por Otto Walkhoff e Koenig

Em 1987, o estatuto incontestado da película sensível aos raios X como único recetor de imagem para a radiografia dentária foi atraído pelo primeiro recetor de imagem digital: o sistema "Radiovisiography", que inclui um CCD (dispositivo de carga acoplada) e uma unidade de processamento, apresentando a imagem digital num monitor de televisão. O início da era digital na radiografia dentária deu-se em 1987, quando o primeiro sistema de radiografia digital, denominado Radiovisiography (RVG), foi lançado na Europa pela empresa francesa Trophy Radiology. O inventor deste sistema foi o Dr. Francis Mouyen.[1] Ele inventou uma forma de utilizar fibra ótica para reduzir uma imagem de raios X de grandes dimensões para um tamanho mais pequeno que pudesse ser detectado por um chip de sensor de imagem com dispositivo de carga acoplada (CCD). Uma vez finalizada a especificação do chip de imagem de raios X, a trophy radiology contratou a empresa fair child CCD imaging em Silicon Valley, Califórnia, EUA, para desenvolver os chips de imagem CCD actuais. Na fair child, um jovem físico finlandês e engenheiro de conceção de sensores de imagem CCD chamado Paul Sunni ajudou a criar a tecnologia de sensores de imagem CCD necessária para tornar o sistema de radiografia digital RVG uma realidade. A nova tecnologia estava pronta para se expandir. Duas décadas depois, os actuais sistemas de radiografia digital desenvolveram uma grande superioridade e apresentam muitos benefícios.[2]

A radiografia digital refere-se a um método de captação de uma imagem radiográfica utilizando um sensor, dividindo-a em peças electrónicas e apresentando e armazenando a imagem utilizando um computador. Em vez de ter uma imagem radiográfica analógica numa película, na imagiologia digital o sensor é utilizado para receber a informação analógica e, através de um conversor analógico-digital (ADC), convertê-la numa imagem digital que é uma matriz de elementos de imagem chamados pixéis, com valores discretos de cinzento para cada um. É utilizado software especial para armazenar e manipular a imagem digital no computador. A imagem é apresentada em segundos ou minutos no ecrã do computador, à frente dos médicos e do doente.[2]

A primeira tecnologia é composta por um grupo de receptores de imagem digital que podem transferir a imagem captada "eletronicamente" em tempo real para o sistema informático.

A tecnologia de dispositivo de carga acoplada (CCD) é o primeiro dos receptores electrónicos introduzidos em 1989 para aplicação dentária. Atualmente, os receptores baseados em CCD são os receptores electrónicos mais comuns, tendo sofrido melhorias significativas desde a sua introdução. Um recetor de imagem CCD é composto por uma pequena série de pequenos sensores individuais, configurados de forma uniforme e retangular. Cada pequeno sensor recolhe a energia da imagem de raios X transmitida. A recolha destes sinais detectados será transferida para o computador através da unidade ADC para formar a imagem radiográfica digital. O recetor de imagem do sensor de píxeis activos (APS) tem uma estrutura semelhante à do recetor CCD, mas oferece acesso direto a cada localização individual dentro do sensor. Isto permite operações como a leitura de uma pequena região de interesse (ROI) ou o processamento dependente da localização da imagem no chip.[4]

O fósforo de armazenamento fotoestimulável é a segunda categoria de tecnologia de imagem que encontrou alguma aceitação na radiografia dentária e no diagnóstico de cáries. Os receptores de imagem PSP são fundamentalmente diferentes dos receptores electrónicos em termos de conceção e estrutura. A imagiologia por PSP requer um passo de digitalização e não fornece uma imagem imediata. Apesar das diferenças, o PSP partilha muitas das características do recetor de imagem eletrónico, o que o torna uma abordagem alternativa para a radiografia digital4.

Outra técnica de imagiologia digital, a radiografia de fósforo de armazenamento, introduzida pela primeira vez na radiografia médica em 1981, tornou-se disponível para imagiologia intra-oral em 1994.

ANTECEDENTES HISTÓRICOS

"O facto de as radiações ionizantes poderem ser perigosas para o homem foi anunciado pela primeira vez em 1896 no semanário médico alemão (Marcuse 1896). Os primeiros estudantes e utilizadores de radiações expuseram-se, voluntária ou inconscientemente, a doses elevadas de radiação. Entre os pioneiros da radiação e da radioatividade de 23 países, cientistas, físicos, médicos, enfermeiros e técnicos de raios X, cerca de 100 pessoas morreram até 1922 e 406 morreram até 1992, com doenças que poderiam estar relacionadas com a radiação. A primeira vítima mortal das radiações ionizantes foi, em 1900, um engenheiro alemão, F. Clausen. Os nomes de todas estas vítimas estão registados no "livro de honra dos Roentgenologistas de todas as nações", publicado em Berlim em 1992 (Molineus et al, 1992). Esta experiência fez soar o alarme e a necessidade de proteção contra doses elevadas de radiação foi percebida muito cedo.[5] Isto motivou os radiologistas a passarem da radiografia com película para a radiografia sem película (Radiografia Digital").[1]

~~Marcos para os sensores intra-orais~~ digitais6

1897- RVG (Radiovisiography), Trophy radiology (França) introduziu o primeiro sensor de imagem de raios X intra-oral do mundo. A Trophy radiology patenteou-o com o nome restrito de Radiovisiography (outras empresas utilizam a expressão radiografia digital) e continua a produzir atualmente sensores digitais intra-orais com o nome Kodak, que é utilizado sob licença pela Care stream (Canadá). A Trophy lançou uma versão sem fios dos seus sensores intra-orais RVG denominada RVG 6500.[6]

1992- Sens- A-Ray da Regam medical system AB (Sundsvall, Suécia) é oferecido pela primeira vez. A empresa faliu e a sua tecnologia foi adquirida pela Dent-X, recentemente rebaptizada como image works (EUA).[6]

1993-Visualx da Gendex -Itália (filial da empresa americana).[6]

1994-CDR da (Schick technologies) A Schick foi a primeira empresa a oferecer 3 tamanhos de sensores tipo película, bem como a fornecer os avanços significativos da tecnologia CMOS-APS (1998), conetividade USB (1999), os primeiros sensores sem cabos (2003) e o primeiro sensor com cabos substituíveis (2008). Lançaram a sua segunda geração de chips CMOS-APS em 2009. A Schick fundiu-se com a Sirona (Alemanha) em 2006 e faz agora parte da Sirona dental systems, LLC.[6]

1995-Sidexis da Sirona, Dexis of provision dental systems, INC. (rebaptizada Dexis, LLC na sequência da sua aquisição pela Danaher corp.)Digora (solução PSP) da Soredex (Finlândia).[6]

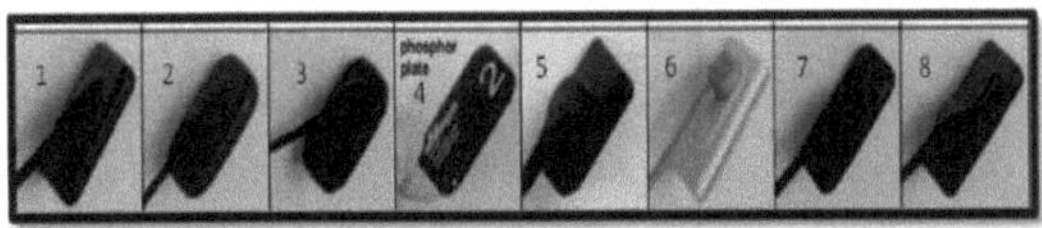

A figura 2 mostra muitos outros produtos disponíveis com muitos nomes diferentes (a mudança de marca é bastante comum neste tipo de produtos).[6]

S. Não.	Empresa da marca	Tamanho do sensor disponível	Dimensões (espessura com cabo)	Tamanho da imagem
1	Kodak RVG 6100	0,1,2	44 X 32,2 Mm	920 Mm2
2	GXS - 700	1,2	41,7 X 30,5 Mm	850 Mm2
3	Dexis Platinum	Tamanho perfeito	38,8 X 29,7 Mm	780 Mm2
4	Digitalização X	0,1,2,3,4	41,6 X 30,5 Mm	1080 Mm2
5	Visteo	1,2	43,9 X 31,2 Mm	830 Mm2
6	CDR Elite	0,1,2	43,2 X 30,6 Mm	910 Mm2
7	Dentimax	1,2	43,6 X 31,6 Mm	890 Mm2
8	Suniray	1,2	43,6 X 31,6 Mm	890 Mm2

IMAGEM RADIOGRÁFICA DIGITAL

A imagem digital é simplesmente uma aquisição de imagem que gera uma imagem eletrónica para ser visualizada e manipulada num computador. O objetivo da radiografia não é apenas captar uma imagem precisa, mas também produzir informações de diagnóstico. O processamento de imagens digitais {Figura.3b} pode fornecer estas informações de forma mais eficaz do que as imagens baseadas em película {Figura.3a}.

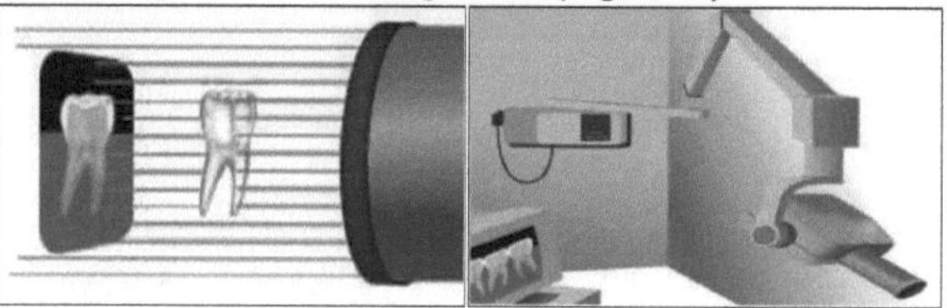

A Figura 3a mostra uma radiografia convencional
A figura 3b mostra uma radiografia digital

Para uma melhor compreensão do mecanismo de processamento de imagem, é bom saber o que é, de facto, uma imagem digital Os sensores de estado sólido e os sensores de placa de fósforo não são diferentes no que diz respeito ao resultado final do processo de aquisição de imagem. O sistema de sensores mede a intensidade dos fotões do feixe de raios X depois de este ter atravessado o objeto (o doente). Estas medições são efectuadas numa matriz bidimensional de pequenas regiões de 20 a 30 milímetros quadrados, denominadas Pixels (abreviatura de "picture element") {mostrado na Figura 4}.

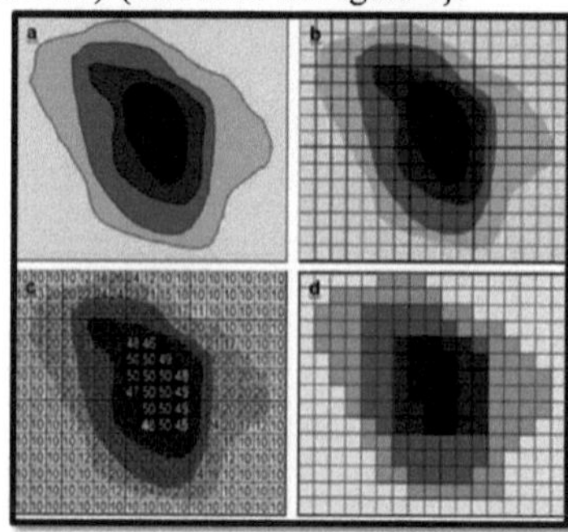

A figura 4 mostra
a. Sombra de raios X - o feixe de raios X depois de ter atravessado o doente.
b. Imagem sobreposta na grelha de píxeis.
c. Representação numérica dos valores dos píxeis correspondentes às intensidades dos raios X.
d. Imagem digital no ecrã do computador. Cada pixel do sensor corresponde a um pixel no ecrã do computador.

A intensidade dos fotões é medida eletronicamente numa escala de 256 valores de cinzento (0-255). Zero nesta escala significa que a radiação máxima é medida, o que corresponde a radiolucente (preto) na imagem radiográfica, e 255 representa nenhuma radiação, ou radiopacidade completa (branco). As medições das intensidades dos fotões para cada pixel são enviadas para o computador e armazenadas como uma matriz de números que representam as coordenadas X e Y e a intensidade dos fotões de cada pixel. De facto, a imagem digital pode ser concebida como uma tabela com colunas e linhas. As colunas representam as coordenadas X do pixel e as linhas as coordenadas Y. Os valores em cada célula indicam o nível de cinzento do pixel representado por essa célula. A informação numérica contida na matriz é posteriormente utilizada para apresentar os valores de cinzento no ecrã do monitor. Alguns sistemas utilizam uma escala de valores de cinzento mais pormenorizada, que pode conter até 64 000 valores, para exprimir a intensidade dos fotões em cada pixel; no entanto, a imagem é sempre apresentada no ecrã do monitor, que utiliza apenas 256 valores de cinzento.[7] A tabela também pode ser utilizada para efetuar o processamento de imagens: é aplicado um procedimento matemático à representação numérica da imagem digital, que resulta num novo conjunto de valores de pixéis. O conjunto de números resultante é então utilizado para apresentar a imagem processada no ecrã do monitor {mostrado na Figura 5}.

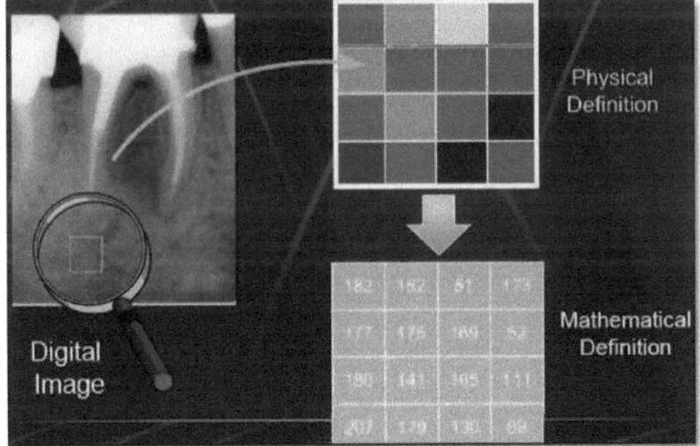

A figura 5 mostra uma imagem de raio-X digital

O algoritmo, por exemplo, é a inversão da ordem dos valores de Gray, resultando num negativo da imagem original. Algoritmos mais avançados também podem ser pensados, resultando, por exemplo, numa reconstrução tridimensional da informação radiográfica ou no reconhecimento automático de características da imagem.[1,7]

Atualmente, existem dois tipos de sistemas de radiografia digital disponíveis sem um precursor analógico: Direto e Semidirecto.[7]

Sistema de sensor direto

O sensor da radiação é normalmente um dispositivo de carga acoplada (CCD). É constituído por cristais de silício dispostos em rede e converte a energia luminosa num sinal eletrónico. Esta tecnologia é amplamente utilizada em câmaras de vídeo. O sensor não pode armazenar informações e tem de ser ligado ao monitor através de fios de fibra ótica, o que pode tornar o sensor difícil de utilizar.[7]

Sistema de placa de imagem semi direta

Este método de placa de imagem envolve a utilização de uma placa de armazenamento de fósforo (PSP). Esta placa armazena energia após exposição à radiação e emite luz quando é digitalizada por um laser. O scanner estimula a placa de fósforo e armazena um registo do número de fotões de luz detectados.

O carregamento dos scanners requer geralmente apenas uma iluminação ténue, uma vez que as placas são ligeiramente sensíveis à luz visível. Alguns produtos são mais sensíveis do que outros. Os lasers utilizados centram-se na banda de 600 nm e são normalmente do tipo hélio-neon. Os scanners, do tamanho de uma máquina de fazer pão, podem acomodar várias placas de imagem de cada vez. O número exato varia consoante o fabricante. Há um atraso na revelação da imagem antes de esta aparecer no monitor. Até oito radiografias bitewing demoram cerca de 90 segundos e uma imagem panorâmica pode demorar cerca de 3 minutos a ser digitalizada. Embora a chapa possa armazenar energia durante vários dias, a informação começa a perder-se alguns minutos após a exposição, pelo que é aconselhável digitalizar a chapa muito rapidamente para otimizar a imagem recuperada. Para remover completamente a imagem latente, a placa deve ser exposta a luz de alta intensidade.

As placas de imagem estão disponíveis exatamente com o mesmo tamanho da película convencional e são fornecidas com barreiras de plástico descartáveis. Não têm fios ligados e são reutilizáveis para milhares de exposições, mas requerem um manuseamento cuidadoso para evitar danos na superfície. Os sistemas actuais têm uma resolução espacial de 6-8 lp/mm.[7]

Aquisição de imagens

Existem duas formas de obter uma imagem digital:

Aquisição indireta

Pode ser produzida uma imagem digital através da digitalização e de um adaptador de transparências, ou utilizando uma câmara com dispositivo de acoplamento por carga em vez do scanner de mesa. Esta imagem pode então ser manipulada utilizando pacotes de software ou transmitida a terceiros através de um modem.[7] {mostrado na Figura. 6}

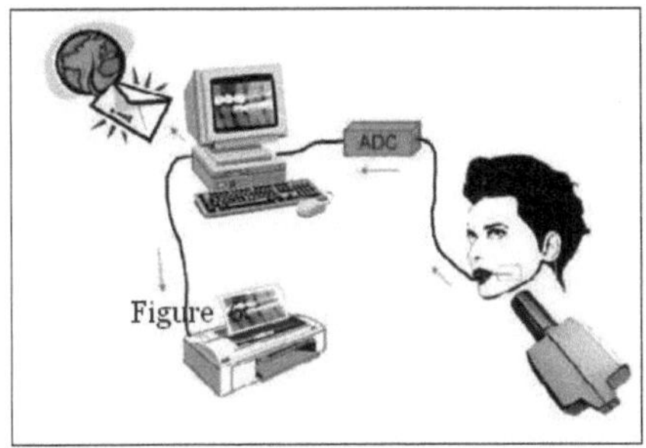

Figura 6: Imagem digital direta

Existem dois sistemas disponíveis: um produz a imagem imediatamente no monitor após a exposição e é, por isso, designado por imagem direta. O segundo tem uma fase intermédia, em que a imagem é produzida no monitor após o varrimento por laser. Este sistema é conhecido como imagem semi-directa7 {mostrado na Fig.7}

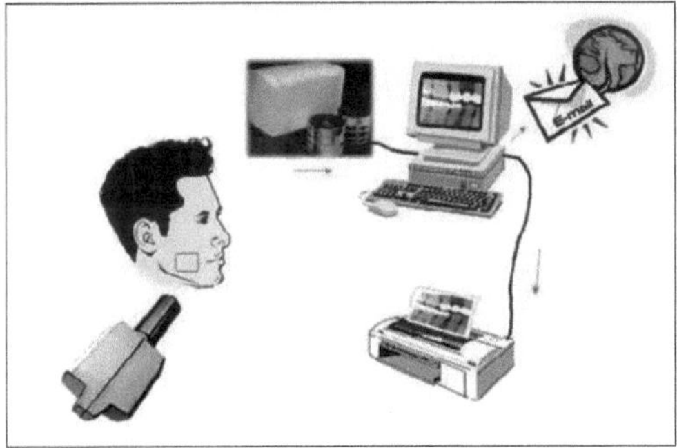

Figura 7 Imagiologia semi-direta

PRINCÍPIOS DA RADIOGRAFIA DIGITAL

Imagiologia convencional

A película radiográfica intra-oral convencional é constituída por grãos de halogeneto de prata numa matriz de gelatina. Quando esta película é exposta a fotões de raios X, os cristais de halogeneto de prata são sensibilizados e reduzidos a grãos de prata negros (moléculas) durante o processo de revelação. A película funciona como detetor de radiação e como visor de imagem.[8]

Imagem digital

Na radiografia digital, em vez do grão de halogeneto de prata, a imagem é construída utilizando pixéis ou pequenos elementos sensíveis à luz. Estes pixels podem ter uma gama de tons de cinzento, dependendo da exposição, e estão dispostos em grelhas e filas no sensor, ao contrário da distribuição aleatória dos cristais na película normal. No entanto, ao contrário da película, os sensores são o detetor de radiação e o visualizador de imagens num monitor[8].

O sinal produzido pelo sensor é um sinal analógico, ou seja, uma tensão que varia em função do tempo. O sensor está ligado ao computador e o sinal é recolhido em intervalos regulares. A saída de cada pixel é quantificada e convertida em números por um frame grabber no computador. A gama de números é normalmente de 0 a 256, sendo que 0 representa o preto, 256 o branco e todos os outros são tons de cinzento.[8]

O número de níveis de cinzento está relacionado com a resolução de contraste e o tamanho dos pixéis está relacionado com a resolução espacial. Em conjunto, estes determinam a resolução global (ou seja, a capacidade de distinguir entre pequenos objectos próximos uns dos outros) da imagem. A resolução pode ser expressa em pares de linhas por milímetro. A maioria das películas convencionais de velocidade eletrónica tem uma resolução de 20 lp/mm, ao passo que as imagens digitais variam entre 7-10 lp/mm. A resolução reduzida não interfere com o diagnóstico clínico.[8]

RADIOGRAFIA CONVENCIONAL VERSUS RADIOGRAFIA DIGITAL

A radiografia convencional baseia-se na interação dos fotões de raios X com os electrões dos cristais de brometo de prata na emulsão da película, na produção de uma imagem latente e, subsequentemente, no processamento químico que transforma a imagem latente em imagem visível {mostrado na Figura.8}.

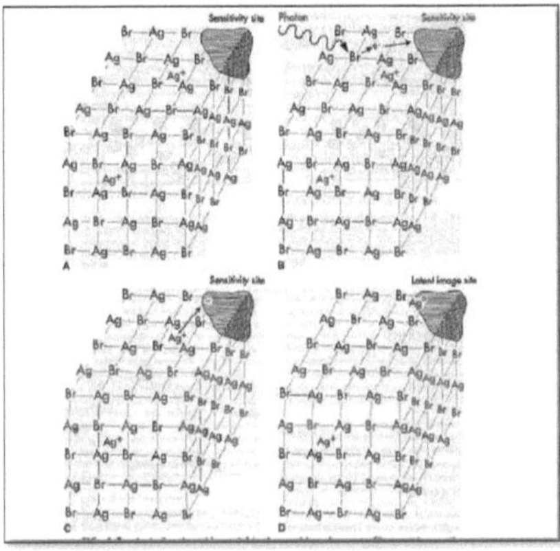

Figura 8Formação da imagem latente

A radiografia em película pode ter uma distribuição de densidade contínua, limitada apenas pelos valores máximo e mínimo de densidade (preto e branco). Cada densidade ótica entre o máximo e o mínimo está relacionada com a quantidade de luz que pode atravessar a película num determinado local. Com base na escala de densidade contínua, as imagens baseadas em película são designadas por imagens analógicas.[9]

A intensidade dos raios X é traduzida em valores discretos, denominados níveis de cinzento. O número de níveis de cinzento normalmente utilizado é 256, o que equivale a 8 bits por pixel (28=256). Esta gama de níveis de cinzento é designada por resolução de contraste. A resolução de contraste do olho humano situa-se normalmente entre 50 e 100 níveis de cinzento, pelo que o número de 256 níveis de cinzento numa imagem digital é suficiente para o sistema visual humano estimular uma escala de cinzentos contínua. Nas imagens digitais, os valores de cinzento encontram-se apenas em posições espaciais bem definidas, denominadas pixéis (elementos de imagem).

Uma imagem digital, por outro lado, é constituída por uma matriz de células com uma gama de vários níveis de cinzento no monitor do computador (mostrado na Figura 9).

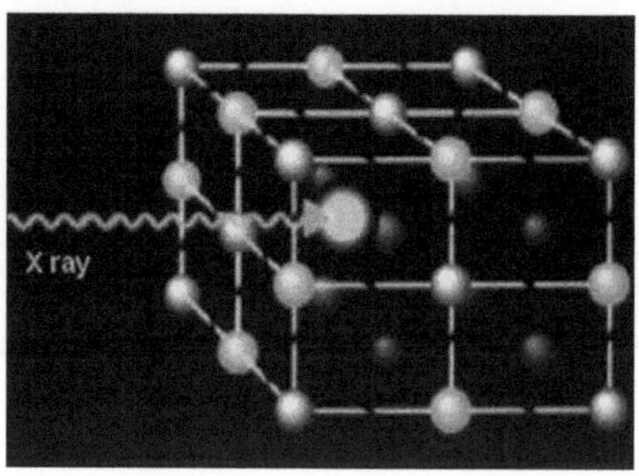

A figura 9 mostra que os raios X incidentes na superfície do sensor demarcam a imagem latente

O número de píxeis por polegada ou centímetro define a chamada resolução espacial. Quanto mais pixels estiverem dispostos numa matriz, melhor será a qualidade da imagem captada. O número limitado de pixéis que podem ser agrupados restringe a resolução espacial da imagem digital em sistemas de estado sólido. Nos sistemas de placas de fósforo, a precisão do scanner laser e a dispersão da luz laser na camada de fósforo limitam a resolução espacial. O objeto mais pequeno detetável depende da resolução espacial, bem como da resolução de contraste.[9]

Diferentes tipos de sistemas Sistemas de estado sólido

O sistema de estado sólido inclui um sensor eletrónico de raios X, uma placa de interface digital e um computador com um monitor de ecrã e software. Os sistemas actuais baseiam-se principalmente na tecnologia de um computador pessoal (Pc) e requerem um processador Pentium III (ou superior), memória interna suficiente (pelo menos 128 Mb), uma placa gráfica Svga e um monitor de alta resolução (1024 X 768 pixels).[10]

Os sensores de estado sólido são um dispositivo de carga acoplada (CCD) ou um sensor de píxeis activos de semicondutor de óxido metálico complementar (CMOSAPS).[10]

Um CCD é constituído por conjuntos de pixéis sensíveis aos raios X ou à luz. O tamanho de um pixel é de aproximadamente 40 µm x 40 µm; alguns CCD são mesmo tão pequenos como 20 µm x 20 µm. Os pixels, na realidade células fotoeléctricas, geram uma tensão proporcional à quantidade de raios X ou de luz que os atinge. Esta carga é transferida (acoplada) para um amplificador de leitura para visualização da imagem.

Os sensores intra-orais CCD dividem-se em duas categorias: os sensores acoplados por fibra ótica e os sensores diretamente expostos. Os sensores acoplados por fibra ótica utilizam um ecrã de cintilação (intensificador) acoplado a um CCD. Os fotões de luz, que são o resultado da interação dos raios X com o ecrã, são transmitidos pelas fibras ao CCD. Os CCDS diretamente expostos captam a imagem diretamente, sem a camada de cintilação intermédia (ver figura 10B).[10]

Em contraste com os sensores CCD, os sensores CMOS-APS utilizam uma tecnologia de píxeis activos. Esta tecnologia permite a integração do design, o que torna o sensor menos dispendioso de fabricar e pode aumentar a fiabilidade e a vida útil do sensor. No entanto, os sensores CMOS-APS têm mais ruído de padrão fixo e uma área ativa mais pequena para a aquisição de imagens.[10]

Quanto ao desempenho físico dos diferentes sistemas de sensores, verificou-se que os valores dos níveis de cinzento nas imagens dos sistemas de estado sólido diminuem mais rapidamente com o aumento da exposição do que nas imagens dos sistemas de placas de fósforo, o que resulta em imagens mais escuras e na deterioração da imagem causada pelos efeitos de blooming.

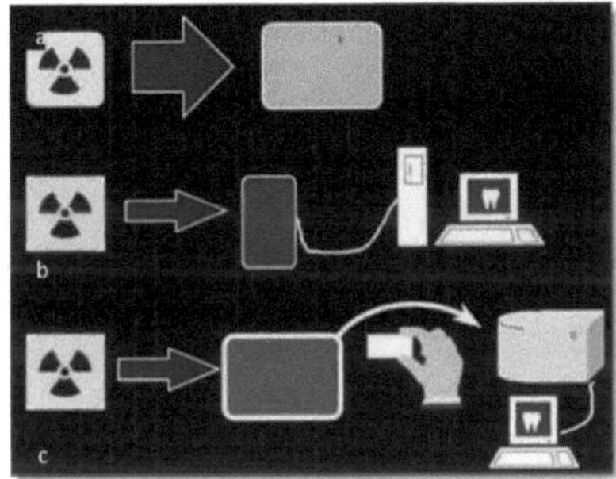

Figura 10: A) Tradicional (película) B) Digital direto (sensor) C) Digital indireto (placas de imagem)

Sistemas de placas de fósforo

Os sistemas de placas de fósforo de armazenamento (SPP), também designados por sistemas de fósforo fotoestimuláveis (PSP), armazenam temporariamente a energia de radiação da imagem latente dos raios X numa placa sensível {mostrada na figura 11}.

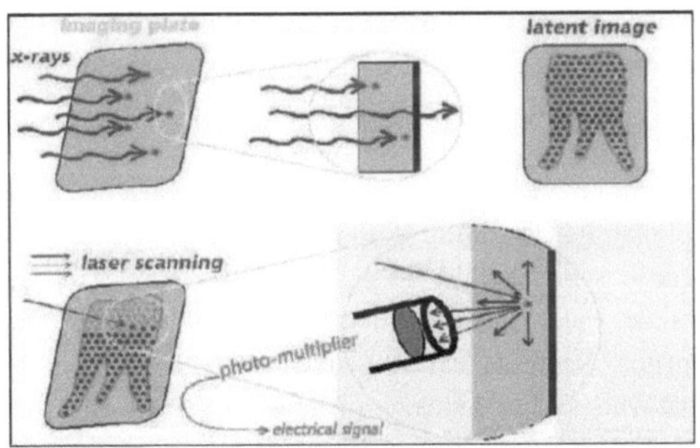

Figura 11 Física do sistema PSP

15

Ao estimular o fósforo da placa com um feixe de laser num scanner de leitura, a energia armazenada na placa é emitida sob a forma de luz. A intensidade da luz numa determinada área é linearmente proporcional à quantidade de energia de raios X que foi absorvida. O scanner mede a luz emitida. As medições são apresentadas no monitor como uma imagem digital.[10,11]

A placa de fósforo é capaz de armazenar a energia dos raios X durante muitos dias; no entanto, é melhor lê-los o mais rapidamente possível. Num dia, uma placa de imagem exposta, armazenada num ambiente escuro e fechada num saco de proteção, perde metade da energia armazenada. Após a leitura, inundar a placa com luz brilhante apaga qualquer energia residual. As placas de fósforo são reutilizáveis, pelo que devem ser envolvidas numa barreira de controlo de infecções antes de serem colocadas na boca do doente. As placas de fósforo não podem ser esterilizadas. O tamanho da imagem e o facto de as placas não terem fios, em contraste com os sistemas de estado sólido, tornam os sistemas de fósforo e a película convencional muito semelhantes no que diz respeito à manipulação das placas na boca do doente. O tamanho do pixel dos sistemas de placas de fósforo depende do ponto focal do feixe de laser e da precisão do movimento da placa ou do feixe de laser no scanner. O tamanho do pixel do primeiro sistema de placas de fósforo Soredex Digora (Soredex-Orion Co., Helsínquia, Finlândia) (placas brancas) é de 70 μm. A nova versão, o sistema Digora FMX, produz uma imagem de 628 x 466 pixels para a mesma área ativa, resultando num tamanho de pixel de 64 μm.[11]

O desenvolvimento de sistemas radiográficos digitais continua a decorrer. Especialmente no que diz respeito aos sistemas de estado sólido, este desenvolvimento está a ocorrer rapidamente. Nos últimos dois anos, muitos fabricantes desenvolveram sensores de alta resolução que estão a produzir dados de 12 bits, dando 1024 níveis de cinzento.[10]

A imagiologia digital direta foi introduzida na radiologia oral no final da década de 1980. Desde então, foi desenvolvida uma série de sistemas digitais baseados em diferentes receptores, um dispositivo de carga acoplada (CCD), um fósforo fotoestimulável (PSP) e um sensor de pixel ativo (APS). **Vuchich et al** sugeriram a utilização de uma abordagem mais pragmática para a avaliação da qualidade da imagem, nomeadamente a avaliação subjectiva do grau em que os pontos anatómicos predefinidos são claramente visualizados. Assume-se que esta análise combina o efeito global dos parâmetros físicos que influenciam os aspectos diagnósticos importantes da qualidade da imagem.[11]

Vários estudos compararam a qualidade de imagem dos sistemas de estado sólido e PSP com a da película convencional. Por **exemplo**, Borg e Grondahl **constataram** que as imagens PSP tinham uma classificação semelhante à da película, mas numa gama de exposição maior, enquanto as imagens de estado sólido tinham uma classificação inferior e numa gama consideravelmente menor. Kashima também verificou que as imagens PSP de estruturas normais eram comparáveis e ligeiramente melhores do que as imagens convencionais, enquanto Lim et al verificaram que eram consistentemente classificadas como aceitáveis para o diagnóstico numa gama de exposição mais alargada. O conhecimento do desempenho dos sistemas digitais mais recentes é escasso, e as comparações da eficácia das diferentes tecnologias de sensores são quase inexistentes. Não existem estudos que comparem o desempenho de diferentes sistemas digitais em condições semelhantes para determinar a dose de radiação necessária para produzir imagens ópticas. O Digora, fabricado pela Soredex Orion corporation, Helsínquia, Finlândia, foi o primeiro sistema radiográfico intra-oral digital baseado na tecnologia de fósforo fotoestimulável (PSP). As suas características de imagem clínica e o seu desempenho foram descritos por vários autores. O sistema Digora tem vindo a ser modificado desde então. A resposta à dose do sistema foi descrita recentemente. Uma razão para a informação limitada sobre as propriedades físicas do Digora pode dever-se ao facto de não existir uma relação óbvia entre a exposição e os níveis de cinzento na radiografia final. A fim de produzir radiografias com uma gama dinâmica óptima, o sistema Digora é calibrado para a exposição máxima que será utilizada clinicamente. A seleção cuidadosa da exposição de calibração é essencial, uma vez que exceder o intervalo de exposição resultará numa qualidade de imagem inferior. O intervalo de exposição útil situa-se entre 10 e 100% da exposição de calibração. Durante a calibração, é fixado um valor de alta tensão (Hv) no tubo fotomultiplicador (PMT) do dispositivo de leitura, que é posteriormente utilizado na leitura da PSPS.

Ao avaliar quantitativamente as propriedades físicas de qualquer sistema radiográfico digital, é necessário conhecer a relação entre a exposição real e os níveis de cinzento armazenados no ficheiro de imagem. No Digora, isto pode ser conseguido se o valor Hv interno, o pmt e o ganho definido na pré-digitalização forem conhecidos. Estes valores não podem ser lidos pelo software comercial Digora.

O sistema Digorasystem tem propriedades que o tornam adequado para a radiografia digital intra-oral. O tamanho do pixel é relativamente grande em comparação com os sistemas digitais intra-orais e a MTF de pré-amostragem aproxima-se de zero a uma frequência de Nyquist que é tão baixa como cerca de 7 ciclos/Mm. Por outro lado, a MTF apresenta propriedades típicas na gama de frequências até cerca de 3 ciclos/mm, onde a maior parte da informação de diagnóstico é suscetível de ser representada, e os detalhes dos objectos caracterizados por frequências espaciais que se aproximam da frequência de Nyquist, por exemplo, objectos pequenos ou bordos relativamente distintos, ainda são perceptíveis nas radiografias Digora. O ruído nas radiografias Digora é relativamente baixo e, consequentemente, o DQE é relativamente elevado em comparação com os sensores CCD. É uma vantagem o facto de o sistema Digora compensar a subexposição e apresentar radiografias com uma gama de níveis de cinzento adequada. No entanto, o sistema Digora também compensa a sobre-exposição, o que, do ponto de vista da proteção contra as radiações, pode ser uma desvantagem. Quando a exposição de calibração não é excedida, o utilizador não tem qualquer indicação absoluta de que foi feita uma sobre-exposição. O sistema Digora para radiografia intra-oral, desenvolvido pela Soredex Orion Corporation, Helsínquia, Finlândia, baseia-se em placas de fósforo fotoestimulável (PSP). Quando expostas a um campo de raios X, são criados electrões de alta energia no material de fósforo, o que produz eventos de ionização secundária que resultam num número significativo de pares de buracos de electrões. Nos ecrãs intensificadores convencionais, esses pares recombinam-se imediatamente e emitem luz que expõe a película. Nos fósforos de armazenamento, menos de metade dos pares de buracos de electrões recombinam-se. Alguns electrões ficam retidos durante um período de tempo considerável e o número desses electrões retidos é proporcional ao número de fotões de raios X absorvidos pelo material fosforoso. A distribuição dos electrões armazenados constitui a radiografia latente. Os electrões ficam retidos até serem libertados por estimulação com um feixe laser de um comprimento de onda específico, após o que se deslocam para os orifícios, recombinam-se e emitem luz com um comprimento de onda de cerca de 390 nm. A luz emitida é conduzida através de fibra ótica para um tubo fotomultiplicador que produz uma tensão proporcional à intensidade da luz. Esta voltagem é amplificada com um ganho determinado durante um exame prévio. O ganho é escolhido de forma a otimizar a gama de tensões apresentadas ao conversor e, consequentemente, a gama de níveis de cinzento presentes na radiografia final. O sistema Digora é calibrado expondo uma placa de imagem a uma exposição uniforme. A exposição é selecionada para representar a exposição máxima que será utilizada com uma determinada unidade de raios X. Durante a calibração, o dispositivo lê a placa e define a alta tensão no tubo fotomultiplicador através de um processo iterativo. Uma vez concluída a calibração, é selecionado um novo ganho sempre que uma placa é exposta e lida, numa tentativa de otimizar a escala de cinzentos. A gama útil dentro da qual o sistema Digora compensa adequadamente as diferenças de exposição situa-se entre 10 e 100% da exposição de calibração. Como resultado desta disposição, não existe uma relação óbvia entre os níveis de cinzento numa radiografia e a exposição. Consequentemente, uma função de resposta à dose para o sistema Digora só pode ser obtida a partir do conhecimento dos factores definidos na calibração e na pré-digitalização de cada radiografia individual. Outro sistema radiográfico digital, o Denoptix, ao contrário dos sistemas baseados em CCD, utiliza um sensor semelhante a uma película para captar e armazenar a imagem radiográfica. Em vez de película, este sistema utiliza placas de fósforo para armazenamento de imagens, que são finas e flexíveis como a película e podem ser produzidas nos mesmos tamanhos que esta. Por esta razão, o sistema Denoptix permite tanto a radiografia digital intra-oral como a imagem panorâmica e cefalométrica digital. A tecnologia de imagem baseada em fósforo de armazenamento tem sido utilizada em medicina há muitos anos, mas o elevado custo dos dispositivos de digitalização impediu a utilização da tecnologia em medicina dentária. Estes sistemas médicos, que custam várias centenas de milhares de dólares, são tipicamente hospitalares e utilizados para radiografias torácicas e estudos de grande formato. A chave para o sistema Denoptix foi o desenvolvimento de um scanner acessível que produz imagens de qualidade extremamente elevada captadas em placas de imagiologia. As placas de imagem intra-orais, que estão alojadas em barreiras sanitárias descartáveis, são expostas tal como a película tradicional, com uma exceção importante: com a tecnologia de fósforo de armazenamento, as definições de exposição na máquina de raios X podem ser reduzidas. Estas placas de armazenamento são finas e flexíveis e não têm fios ligados. As placas de imagem podem ser dobradas para se adaptarem ao palato e, para o doente, não se distinguem da película. O sistema de imagiologia digital Denoptix combinado inclui os acessórios necessários para gerar imagens digitais em todos os formatos comuns, desde o #0 intra-oral até ao panorâmico. A nova versão Ceph também poderá trabalhar com os tamanhos Ceph (8×10 polegadas ou 18×24 cm) (mostrado na Figura 12)

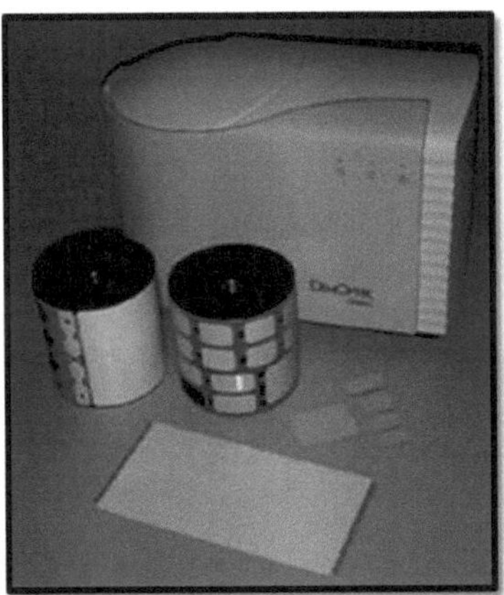

Figura 12 Scanner Denoptix com dois carrosséis e placas de fósforo para armazenamento de imagens

IMPLEMENTAÇÃO DA RADIOGRAFIA DIGITAL EM MEDICINA DENTÁRIA

Cáries

As lesões cariosas têm sido tradicionalmente detectadas por exame clínico complementado por radiografia. A utilização de radiografias aumenta o número de lesões detectadas pelo exame clínico. No entanto, numerosos estudos demonstraram a tendência para o diagnóstico radiográfico subestimar a gravidade das lesões[12].

As novas modalidades de imagiologia, como a radiografia digital, devem ter, pelo menos, uma exatidão comparável à das películas dentárias.

Um estudo do primeiro sistema digital para radiografia intra-oral (Trophy Radiovisiography) não mostrou qualquer diferença estatisticamente significativa em relação à película convencional e às radiografias digitalizadas na deteção de cáries dentárias em superfícies oclusais de dentes extraídos não cavitados. Entretanto, muitos outros estudos demonstraram que os sensores de estado sólido (CCD e CMOS-APS) e a maioria dos sistemas de placas de fósforo tiveram um desempenho tão bom como a película e-speed na eficácia do diagnóstico de cáries proximais.[12]

Na maioria dos casos, o tempo de exposição dos sistemas radiográficos digitais foi fixado em 10-50% do tempo de exposição da película E-speed. Todos os estudos foram efectuados utilizando um potencial de tubo dentário comum (65-70). A investigação demonstrou que uma variação do potencial do tubo tem um efeito negligenciável no diagnóstico de cáries proximais utilizando película de raios X. No entanto, foi demonstrado que isto também é verdade para a radiografia digital.[12]

A investigação in vivo no diagnóstico de rádio de cáries não é efectuada regularmente, principalmente devido à dificuldade em obter um "padrão de ouro". Hintze e wenzel[24] não encontraram diferenças significativas na exatidão do diagnóstico de radiografias em película obtidas in vivo e in vitro dos mesmos terceiros molares para a deteção de cáries oclusais e proximais. Concluiu-se que os resultados de bons estudos laboratoriais poderiam ser transferidos para a situação clínica. No entanto, um estudo in vivo realizado por Versteeget al.[24], comparando o sistema de placas de fósforo Digora com a película e-speed para a deteção de cáries proximais, mostrou que o sistema de placas de fósforo subestimava a profundidade das cáries em comparação com as imagens baseadas em película.

Para o sistema Digora, DB Svanaeset al.[12] estudaram a precisão da deteção de cáries proximais utilizando imagens de fósforo de armazenamento originais e melhoradas digitalmente e película e-speed. Tanto para as lesões de esmalte como de dentina, as imagens melhoradas tiveram um desempenho significativamente melhor do que as radiografias digitais originais e a película. Não foi encontrada qualquer diferença significativa entre as radiografias digitais originais e a película. Outro estudo demonstrou que um procedimento de melhoramento específico para cáries (denominado filtro de melhoramento de Oslo) de imagens de fósforo de armazenamento melhorou significativamente a precisão da avaliação da profundidade da cárie na metade exterior do esmalte em comparação com a película de velocidade E e, além disso, reduziu a variabilidade entre observadores. Para as lesões de cárie que penetram para além da metade do esmalte, não foram encontradas diferenças significativas.[12]

A diferença na precisão do diagnóstico entre as radiografias subjetivamente preferidas e as apenas aceitáveis para a deteção de superfícies sãs pode ser causada pelo aspeto ligeiramente sobre-exposto das radiografias preferidas. Para os observadores que efectuam um diagnóstico meticuloso, isto pode dar a ideia de que na parte exterior do esmalte estão presentes pequenas lesões cariosas. Esses observadores escolherão "cárie de esmalte" em vez da correcta "superfície sã", o que causou uma menor probabilidade de uma radiografia preferida do que os observadores com um diagnóstico menos meticuloso. A diferença de exposição entre a radiografia preferida e a apenas aceitável no que respeita ao diagnóstico de cáries (cáries do esmalte, cáries adjacentes e cáries da dentina) não causa uma diferença na precisão do diagnóstico. Para a deteção da superfície sonora, as radiografias apenas aceitáveis proporcionam até uma melhor precisão de diagnóstico, especialmente para os radiologistas. Embora não tenham sido encontradas diferenças na exatidão do diagnóstico entre os sistemas de placa de fósforo e os sistemas CCD em três categorias de exposição, a dose absoluta difere em grande medida. Os resultados da parte deste estudo relativa à qualidade subjectiva da imagem sublinham a preocupação do comité ICRP, expressa na publicação. Quando a qualidade de imagem preferida é selecionada utilizando sistemas de placas de fósforo, a dose no doente aumenta significativamente. É importante perceber que um aumento da exposição dos sistemas de placas de fósforo não dá feedback imediato através de uma qualidade de imagem reduzida. Este facto torna mais difícil reconhecer a sobre-exposição. Por outro lado, os sistemas CCD mostram a sobre-exposição através do chamado efeito "blooming" da radiografia. Por conseguinte, um programa de garantia de qualidade é especialmente importante para os sistemas de placas de fósforo para evitar doses elevadas desnecessárias. Embora as doses absolutas sejam mais baixas para os sistemas CCD, um programa de garantia de qualidade pode permitir uma redução da dose até 60% também para este tipo de sistemas de sensores. Tanto o sistema de placa de fósforo requer uma dose de radiação mais elevada para uma qualidade de imagem aceitável do que os sistemas um pouco mais antigos que foram testados num estudo efectuado por **Berkhout et al.** em 2004. Há quase dez anos, **Huysmans et al.** já tinham demonstrado que o tempo de exposição do primeiro sistema Digora podia ser reduzido consideravelmente em comparação com a película E-speed, sem efeitos adversos no diagnóstico de cáries. Embora, como referido na introdução, os sistemas digitais sejam rapidamente "melhorados", tal não significa que os níveis de exposição sejam atualmente mais baixos do que há dez anos. Tendo em conta a distância mais longa entre o foco e a placa de fósforo utilizada no estudo de **Huysmans et al.** e o valor de massa mais elevado, o tempo de exposição que consideraram não reduzir o desempenho de diagnóstico para os antigos sistemas Digora é cerca de 20% inferior ao nível aceitável no nosso estudo com o novo Digora optime. A aquisição digital direta de radiografias intra-orais tornou-se possível na última década. Anteriormente, uma radiografia digital só podia ser obtida indiretamente através da digitalização da radiografia em película utilizando uma câmara de vídeo ou um scanner. Atualmente, existem dois conceitos fundamentalmente diferentes para a aquisição direta de imagens digitais, os sistemas baseados em CCD (dispositivo de carga acoplada) e os sistemas de fósforo de armazenamento (SP). Nos sistemas CCD, um cabo liga o sensor ao computador e a imagem é apresentada quase imediatamente num monitor de computador após a exposição do sensor. Neste último sistema, uma placa de imagem é exposta à radiação X e é criada uma imagem latente. A informação contida na placa é libertada por exposição a um scanner laser. Ambas as técnicas são referidas no presente documento como imagem digital directa[12].

Na radiografia digital direta, o recetor, a visualização e o armazenamento da imagem são entidades separadas: um detetor recebe a informação da imagem, um monitor de computador apresenta a imagem e o computador armazena a imagem em suporte magnético. Como tal, cada uma destas entidades pode ser optimizada separadamente. O recetor de imagem é atualmente o componente que mais se diferencia entre os vários sistemas existentes no mercado. Assim, o formato da imagem, a resolução espacial da imagem e a gama dinâmica do recetor são factores que variam consideravelmente[13].

Várias revisões avaliaram a eficácia de vários parâmetros em sistemas intra-orais digitais. Todos os sistemas disponíveis apresentam a imagem num monitor de PC convencional e são comercializados com software para melhoria da imagem, de modo a que esta possa ser optimizada para diferentes tarefas de diagnóstico[13].

A radiografia foi amplamente aceite durante anos para estimar a profundidade da cárie, porque o estado clínico é conhecido por ser uma expressão imprecisa da sua gravidade. Da mesma forma, várias experiências laboratoriais mostraram que a radiografia é mais precisa do que a inspeção clínica para lesões na dentina. Assim, a inspeção clínica nunca poderá servir para validar o diagnóstico radiográfico, podendo apenas ser utilizada para avaliar a precisão da radiografia na deteção de lesões cavitadas[12].

Precisão dos sistemas de imagiologia digital para o diagnóstico de cáries

Embora os sistemas radiográficos digitais directos tenham sido adquiridos por médicos dentistas em todo o mundo, muito pouco tem sido publicado sobre a sua aplicabilidade clínica. Assim, a maioria dos estudos tem até agora avaliado o seu desempenho de diagnóstico em experiências laboratoriais[13].

Os primeiros estudos sobre a precisão da imagiologia digital para o diagnóstico de cáries foram realizados utilizando radiografia digital indireta. Foi demonstrado que a sensibilidade aumentava com a utilização de imagens de película digitalizadas em comparação com radiografias em xerox ou película, mas que isto era acompanhado por um aumento de diagnósticos falsos positivos. Quando as películas digitalizadas foram comparadas com o primeiro sistema CCD digital direto, não foram encontradas diferenças significativas. Outro relatório não encontrou diferenças significativas entre dois sistemas CCD e dois tipos de película. A radiografia intra-oral digital parece ser tão precisa como as actuais películas dentárias para a deteção de cáries em geral. Apenas muito poucos de um número relativamente elevado de estudos in vitro concluíram o contrário. As sensibilidades são bastante elevadas (0,6 ± 0,8) para a deteção de lesões oclusais que se estendem à dentina, com fracções de falsos positivos de 5 ± 10%. A radiolucência na dentina é reconhecida como um bom indicador de dentina desmaterializada. A radiografia não tem qualquer valor para a deteção de lesões oclusais iniciais (esmalte). Para a deteção de lesões dentárias proximais, as sensibilidades, especificidades e os valores preditivos dos métodos radiográficos são razoáveis, mas são muito pobres, no entanto, para a deteção de lesões conhecidas por estarem confinadas ao esmalte.[12]

Os rápidos avanços na tecnologia informática tiveram um impacto significativo na radiografia dentária. Em 1987, o primeiro sistema digital direto tornou-se comercialmente disponível como alternativa à radiografia convencional. Desde então, foram introduzidos no mercado vários sistemas. Existem dois conceitos fundamentalmente diferentes para a aquisição direta de imagens digitais, os sistemas baseados em CCD (dispositivo de carga acoplada) e os sistemas de fósforo de armazenamento (SP). No sistema CCD, é utilizado um chip como sensor da radiação. Um cabo liga o sensor ao computador e a imagem é apresentada quase imediatamente no monitor após a exposição. No sistema SP, uma placa de fósforo é exposta e uma imagem latente é armazenada. A informação contida na placa é libertada através da exposição a um scanner laser. A forma como as placas de fósforo são colocadas na boca, o tamanho da imagem e o facto de não existir qualquer fio ligado à placa significa que um sistema SP é logisticamente semelhante à imagiologia baseada em película. O primeiro sistema SP em radiografia dentária, o Digora, foi introduzido em 1994. Fornece dois tamanhos de placas de imagiologia comparáveis às películas de tamanho #0 e #2. Uma única placa pode ser digitalizada em cerca de 30 segundos. Recentemente, foi disponibilizada uma funcionalidade adicional que permite a digitalização de até 20 placas sem a intervenção do operador. Em 1997, foi introduzido o sistema Denoptix. O sistema tem cinco tamanhos de placas de imagem que são montadas num carrossel que pode conter até 29 placas de imagem para digitalização.[13]

Wenzel et al. compararam a precisão de radiografias convencionais em película, radiografias digitalizadas e RVG para a deteção de cáries dentárias em superfícies oclusais de dentes extraídos não cavitados. Neste estudo, 4 observadores avaliaram 81 terceiros molares extraídos totalmente erupcionados, utilizando radiografias em película e métodos DDR, seguidos de análise histológica para determinar a veracidade. Embora o processamento de imagens digitalizadas e diretamente capturadas tendesse a ter um desempenho mais preciso do que a radiografia convencional, não foi observada qualquer diferença estatisticamente significativa. Num estudo mais abrangente, Wenzel et al. compararam a capacidade de diagnóstico de unidades baseadas em CCD (Trophy RVG, Sens-A-Ray e Visualix) e uma unidade baseada em PSP (Soredex Digora) para a deteção de cáries oclusais. O estudo concluiu que os quatro sistemas digitais tiveram um desempenho quase idêntico na deteção de cáries in vitro.Num estudo, **White e Yoon** avaliaram o desempenho de um sistema digital baseado em CCD (Schick CDR) para a deteção de cáries na superfície proximal, em comparação com uma película. Apesar das diferenças na sensibilidade e especificidade de cada sistema, os resultados globais não indicaram qualquer diferença estatística.

Ohki et al. referiram que 32 níveis de cinzento seriam aceitáveis para a deteção de cáries interproximais. Comparando este nível de sensibilidade visual com o conteúdo das imagens radiográficas, cerca de 1.000 níveis de cinzento na película e 256 níveis de cinzento para imagens apresentadas em monitores não médicos, é perfeitamente possível que um observador humano ignore variações e alterações mínimas na densidade da imagem. Além disso, os receptores de imagens digitais comuns têm gamas dinâmicas superiores a 4.096 níveis de cinzento. No entanto, uma vez que os monitores de computador comuns só apresentam até 256 níveis de cinzento e que os custos associados a monitores com maior profundidade são significativos, todos os fabricantes de DDR limitam a informação captada a 256 níveis de cinzento. Estas limitações visuais e de visualização exigem o recurso a abordagens mais objectivas e quantitativas.

Wenzel e Halse utilizaram terceiros molares extraídos, totalmente erupcionados, sem cavitações clínicas na superfície oclusal. Foi efectuada uma radiografia de cada dente antes e depois de 5, 10 e 20 minutos de tratamento com fluoreto estanoso. Dois observadores avaliaram a radiografia tratada com fluoreto estanoso e as imagens de subtração num monitor, não tendo sido registadas diferenças significativas.Uma vez que a anatomia e os tecidos em estudo são definidos por estruturas tridimensionais, parece natural esperar uma melhoria no diagnóstico se as imagens tridimensionais dos tecidos e dos locais anatómicos estiverem disponíveis. Tradicionalmente, as imagens clínicas em 3-D tendem a ser dispendiosas e de baixa resolução. Os recentes avanços na imagiologia computorizada reduziram o custo da imagiologia 3-D, aumentando simultaneamente a resolução. No entanto, o custo associado a estas abordagens ainda não é justificável para o diagnóstico de rotina de cáries. A TC de abertura sintonizada (TACT)[14] está entre as técnicas de imagiologia 3-D emergentes que têm mostrado resultados promissores para várias tarefas de imagiologia em medicina dentária. Uma recente avaliação in vitro do tact para a deteção de lesões interproximais e oclusais mostrou que o tact tem um desempenho comparável ao da radiografia com película. Embora o tact não tenha sido concebido principalmente para o diagnóstico de cáries, espera-se que a utilização de tais sistemas no diagnóstico dentário possa ter um impacto significativo na deteção e avaliação das cáries dentárias.

Os receptores digitais utilizados pelos médicos de clínica geral dividem-se em dois grupos: os sistemas de sensores com dispositivo de carga acoplada/sensor complementar de óxido metálico (CCD/CMOS) e os sistemas de fósforo de armazenamento fotoestimulável (PSP). Em teoria, as principais vantagens dos sistemas de radiografia intra-oral digital deveriam ser: os sistemas digitais resultam em menos erros na imagem e em menos problemas ambientais (sem revelação húmida em produtos químicos); os sistemas digitais permitem poupar tempo (pouco tempo entre a exposição e a visualização da imagem); os sistemas digitais permitem reduzir a dose para o doente (receptores mais sensíveis à radiação); os sistemas digitais são mais fáceis de utilizar pelo doente (é mais fácil visualizar uma imagem num monitor); a imagem digital é dinâmica (o contraste, etc., pode ser alterado). No entanto, para substituir a película, os diagnósticos obtidos a partir de imagens digitais devem ser, pelo menos, tão reprodutíveis e exactos como os da película. A maioria dos médicos dentistas ficou satisfeita com a implementação de um sistema de radiografia digital para substituir a película, e os dentistas sentiram uma poupança de tempo e uma mudança agradável no seu ambiente de trabalho na ausência de químicos de processamento. Isto está de acordo com as principais vantagens frequentemente declaradas de um sistema digital em comparação com a película. No entanto, são tiradas mais radiografias quando se utiliza um sistema digital do que com película, e parece haver dificuldades com o posicionamento, particularmente dos sensores, levando a mais re-exposições com receptores digitais. Hintze e colaboradores compararam dez receptores digitais, sensores CCD e placas de fósforo com duas películas dentárias, tendo como resultado que alguns dos receptores digitais tinham uma precisão significativamente inferior à da película. O tempo de exposição dado às placas de fósforo foi 25% do necessário para a película de velocidade Ekta. Num dos estudos, foram também comparados dois tempos de exposição para três marcas de placas de fósforo de armazenamento (uma dose equivalente a 10% e 25% da película Ekta speed). Apenas para o sistema Digora PSP a dose de 10% foi tão boa como a de 25%, enquanto que para as outras duas marcas as imagens com a dose de 10% proporcionaram uma precisão inferior. Um estudo efectuado por **Syriopoulos e U P Richard et al** concluiu que o sensor Schick proporcionava uma precisão inferior à da película, enquanto Nair não encontrou diferenças significativas entre o sensor Schick e a película. Abreu et al compararam o sensor RVG com a película e consideraram as duas modalidades comparáveis, e **Ertenet al** também concluíram que um sensor RVG recente era tão exato para o diagnóstico de cáries como três películas dentárias. Com a radiografia digital, pode ser possível medir com maior exatidão a profundidade da lesão de cárie. A opinião geral é que a profundidade da lesão é subestimada nas radiografias em cerca de 30%.

Li et al processaram imagens obtidas com o sensor Dixie para compensar a atenuação exponencial, o que resultou numa maior exatidão das imagens processadas do que das imagens originais. Møystad e colaboradores verificaram que as imagens Digora que tinham sido submetidas a um procedimento de melhoramento específico para cáries não obtiveram uma precisão mais elevada do que quando as imagens foram melhoradas pelo observador individual utilizando o software do sistema, mas houve menos variação do observador com as imagens melhoradas específicas da tarefa.

A radiografia convencional tem sido uma bênção na deteção de cáries dentárias, mas uma sensibilidade de diagnóstico entre 0,40 e 0,601 carece de melhorias. A introdução da imagiologia digital em meados da década de 1990 revelou-se um avanço significativo para o diagnóstico radiográfico. Embora a precisão de diagnóstico dos sistemas digitais seja comparável à das películas dentárias, uma das principais vantagens do sistema digital é a possibilidade de alterar as opções de visualização para a interpretação da imagem. A melhoria da densidade, do contraste e dos bordos aumentou o diagnóstico válido de cáries, especialmente em imagens de baixa densidade. O aumento do contraste e a conversão de cores beneficiam a avaliação das alterações do osso alveolar, enquanto a nitidez da imagem original ajuda a identificar características anatómicas, lesões ósseas periapicais e cáries. (Mostrado na Figura 13a e 13b).

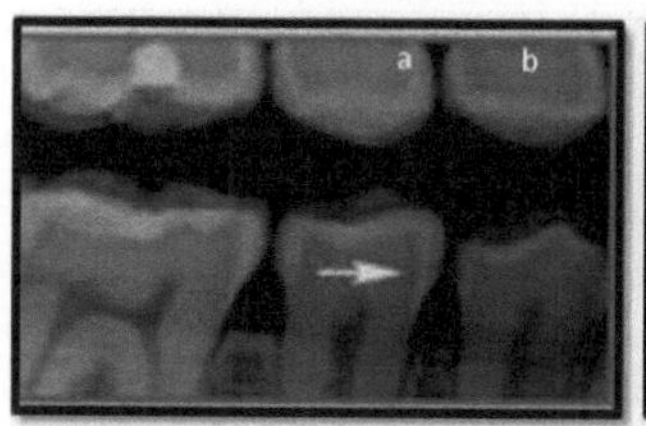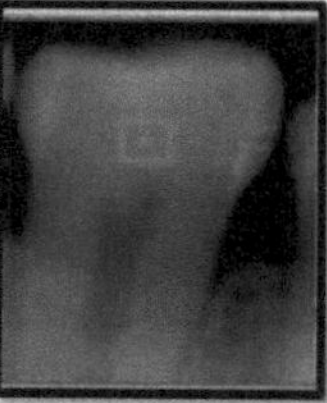

Figura 13 a) Radiografia digital melhorada e recortada mostrando cáries em pré-molares.

b) Análise do detetor de cáries Logicon (care steam) da cárie mesial do segundo pré-molar.

De acordo com **Mapanda,** a precisão do diagnóstico das imagens digitais invertidas foi significativamente inferior à da película E-speed e das imagens em escala de cinzentos para a deteção de cáries. Em contrapartida, Borg et al verificaram que cinco técnicas de processamento de imagem diferentes não tiveram qualquer influência na avaliação do nível ósseo marginal à volta dos implantes. DB Svanaes et [al12] compararam seis imagens ampliadas para a deteção de cáries proximais e confirmaram que uma determinada gama de ampliação da imagem melhorava significativamente a deteção de cáries proximais. As áreas médias da curva ROC foram de 0,700, 0,707, 0,725, 0,587 e 0,618 para as ampliações de imagem x 3, x 6, x 12, x 18 e x 30, respetivamente. Ao avaliar o efeito da ampliação de quatro vezes no diagnóstico de uma cárie proximal, Svanaes et [al12] verificaram que as placas de fósforo de armazenamento ampliadas tinham uma precisão de deteção significativamente maior do que as imagens não ampliadas. A área da curva ROC variou entre 0,716 e 0,791 em cáries de esmalte e 0,683 e 0,789 em cáries de dentina.**Haak et** alsugeriram **que** um rácio de visualização de imagens Sidexis de 1 para 1 e 1 para 2 resultou numa melhor validade de diagnóstico do que um rácio de 1 para 7 para a deteção de cáries proximais.Ao estimar as alterações da densidade óssea alveolar, Bragger et al. e **Shi et al.** verificaram que a visualização a pseudo-cor de imagens de subtração digital melhorou significativamente a concordância interobservador e intra-observador em relação às imagens de subtração a preto e branco (ilustrado na Figura 14).).

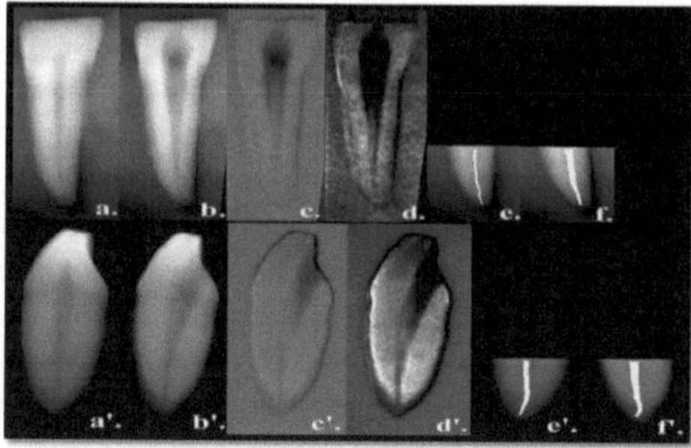

Figura 14: Diferença de contraste em vários passos da preparação dos dentes com imagens de subtração digital.

Kuenzelet al obtiveram resultados positivos com uma determinada modificação da escala de cores. O diagnóstico das imagens de subtração digital convertidas a cores também foi menos influenciado por qualquer informação clínica adicional. O diagnóstico de lesões cariosas posteriores e proximais através de radiografias bitewing é um método clínico aprovado. Foi demonstrado que a extensão e a alteração ao longo do tempo das lesões cariosas podem ser avaliadas e monitorizadas através da medição da distância linear in vitro. A monitorização das lesões proximais com radiografias seriadas é difícil porque as alterações na geometria da irradiação são susceptíveis de produzir alterações artificiais na imagem radiográfica. Mesmo que sejam tomadas precauções para minimizar as alterações na geometria da irradiação, a imagem radiográfica de uma área desmineralizada tende a subestimar a extensão de uma lesão em comparação com a avaliação histológica.

Atualmente, as radiografias bitewing são o método in vivo mais viável para avaliar a progressão da cárie. As radiografias convencionais não fornecem informações fiáveis sobre cavitações e, consequentemente, sobre a necessidade de tratamento invasivo. Deve ter-se em conta que a imagem radiográfica tende a subestimar a verdadeira extensão da desmineralização. As medições radiográficas (0,47_+0,17) de jovens e de plumas subestimaram o padrão-ouro histométrico (0,58_+0,19), mas a diferença não alcançou significância estatística. [12]

Endodontia

Os fabricantes de sistemas radiográficos digitais, nomeadamente de sistemas de estado sólido, defendem a utilização dos seus produtos, em particular na determinação do comprimento do canal radicular durante o tratamento endodôntico. Nesses casos, a rápida aquisição de imagens é o argumento de venda. Vários estudos foram realizados sobre a eficácia diagnóstica dos sistemas radiográficos digitais no que diz respeito à determinação do comprimento do canal radicular ou à visibilidade das limas endodônticas12 (Figura 15).

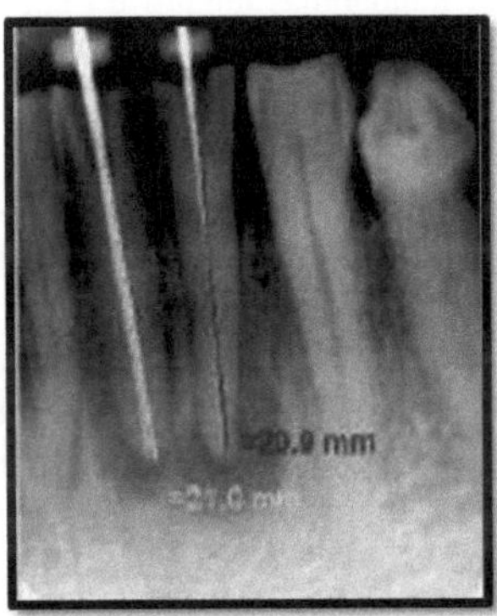

Figura 15 Visibilidade da lima endodôntica

Shearer et al. ficaram menos satisfeitos com o desempenho dos sistemas digitais na determinação do comprimento do canal radicular. Três sistemas de placas de fósforo (Digora, CD-dent e Denoptix) (Denoptix, Dentsply-gendex, Milão, Itália) e a película E-speed foram comparados no que respeita à obtenção de imagens dos canais radiculares. Para esta tarefa, é necessária uma boa distinção de baixo contraste. Concluiu-se que o comprimento do canal radicular é melhor visível na película convencional do que nos três sistemas de placas de fósforo. Na opinião dos autores, este facto pode ser de relevância clínica. Outra importante tarefa de diagnóstico na radiografia endodôntica é a determinação do comprimento da lima endodôntica no canal radicular. Em 1994, **Sanderink et al.** compararam cinco sistemas de estado sólido com a película Ekta speed na visibilidade das limas endodônticas. Concluiu-se que os sistemas digitais tiveram um desempenho igual ao da película com a utilização de limas de tamanho 15, mas a película superou os sistemas digitais com a utilização de limas de tamanho 10. Também **Versteeg et al. (1997) e Lozano et al. (2002)** concluíram, com base nos seus estudos, que os sistemas digitais e a película convencional são comparáveis no que respeita à visibilidade das limas endodônticas quando se utiliza uma lima de tamanho 15 ou superior. **Vandre et al. estudaram** seis sistemas radiográficos digitais e a película quanto à exatidão da medição endodôntica. Todos os sistemas digitais apresentaram erros médios de medição superiores aos da película. No entanto, três dos sistemas digitais estudados (Dexis, CDR e rvg-4) (Dexis, provision dental 26 systems, Palo Alto, Ca, EUA), (CDR, Schick industries, long island city, NY, EUA), (RVG-4, Trophy radiology S.A., Croissy - Beaubourg, França) não diferiram significativamente da película. Os outros três sistemas digitais (Digora, Sens-A-Ray e visualix- 2) (Sens-A-Ray, Dent-X, Regam medical systems, Sundsvall, Suécia), (Visualix, Dentsply, Milão, Itália) diferiram significativamente da película. Aparentemente, os investigadores consideraram as diferenças relativamente pequenas, porque concluíram que os sistemas digitais se aproximam da película na sua exatidão quando utilizados para a medição endodôntica. **Cederberg et al. (1998)** e Eikenberg e Vandre (2000) mostraram-se ainda mais entusiasmados com os sistemas radiográficos digitais. Ambos concluíram, com base nos seus estudos, que a medição da distância entre a ponta da lima e o forame apical era estatisticamente mais exacta nas radiografias digitais do que nas radiografias em película, embora se considerasse que tal não trazia qualquer benefício clínico. Em geral, as radiografias são a ferramenta convencional utilizada na clínica para obter o conhecimento da morfologia do canal radicular. A radiografia digital direta (DDR) é um sistema de imagiologia controlado por computador, que foi introduzido por **Mouyen et al.** em 1989. O sistema é caracterizado por um menu básico de funções de software e fácil manuseamento. Apesar da resolução limitada das imagens, a prática digital direta é frequentemente mais eficaz do que as películas intra-orais convencionais, com características como a obtenção de imagens em tempo real, baixos níveis de dose de raios X, maior sensibilidade, baixos níveis de ruído em frequências espaciais elevadas, sem halogeneto de prata, manipulação de imagens e armazenamento digital. As aplicações comuns do DDR parecem ser a endodontologia {mostrada na Figura 16 a} e a implantologia {mostrada na Figura 16 b}. No entanto, a fiabilidade deste sistema para diagnosticar o tipo de canal radicular é incerta.

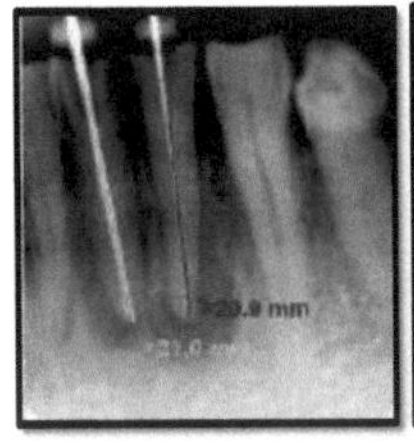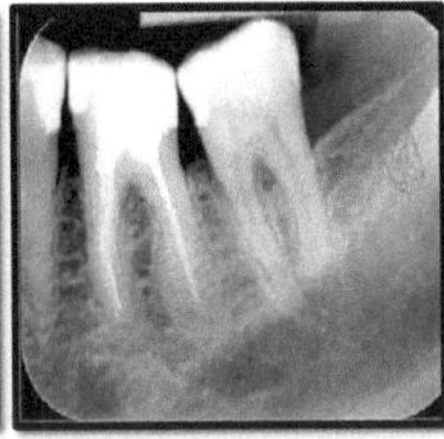

As figuras 16a e 16b mostram a medição do comprimento de trabalho e o tratamento do canal radicular efectuado.

Nos últimos 10 anos, o sistema de imagiologia digital tornou-se uma alternativa à radiografia com película. O desempenho da radiografia digital direta é semelhante ou melhor do que a radiografia com película na deteção de fracturas radiculares, cáries e lesões periodontais. No entanto, quando as imagens foram examinadas por vários observadores, existiu uma maior discrepância entre eles do que quando as comparações foram efectuadas pelos mesmos observadores com diferentes tipos de imagens e técnicas.

O valor kappa de Cohen é o rácio entre a proporção de vezes que os espectadores concordam, corrigido para a concordância casual, e a proporção máxima de vezes que os espectadores poderiam concordar, corrigido para a concordância casual. Devido ao facto de esgotar a concordância casual, é amplamente utilizado como teste de ferramentas de diagnóstico. Os valores de kappa entre a técnica de limpeza e o examinador a ou o examinador b foram, na sua maioria, baixos (0,2184, 0,3793). Nenhum dos examinadores de DDR foi fiável no reflexo do tipo de canal radicular determinado pela técnica de desobstrução, o que indica o valor limitado da DDR isolada no estudo de determinados aspectos do sistema de canais radiculares. Foi interessante notar que os valores de kappa entre dois tempos de cada examinador foram 0,7704 e 0,7725. A força da sua concordância foi boa, a fiabilidade a curto prazo de cada examinador foi satisfeita.

Molven et al[24] verificaram que a estabilidade a longo prazo de dois observadores originais era satisfatória, com um nível de concordância intra-examinador semelhante ao das figuras originais. Este facto indica que o conhecimento é relativamente consistente na interpretação radiográfica.

Deteção de fracturas radiculares

As fracturas radiculares compreendem entre 0,5% e 7% das lesões na dentição permanente. Ocorrem mais frequentemente nos incisivos centrais superiores do sexo masculino. Geralmente, o diagnóstico é feito num curto espaço de tempo após a lesão, mas, ocasionalmente, só são identificadas em consultas dentárias de rotina subsequentes. O diagnóstico clínico baseia-se na demonstração radiográfica de uma linha ou linhas de fratura e na mobilidade dos segmentos coronais dos dentes. Uma fratura radicular só pode ser

29

visualizada radiograficamente se o feixe de raios X passar através da linha de fratura, pelo que podem ser necessárias duas ou três radiografias tiradas em vários ângulos13.

Nos últimos anos, a radiografia dentária digital tornou-se disponível como alternativa à radiografia com película. Estes sistemas baseiam-se num dispositivo de carga dupla (CCD) ou numa tecnologia de fósforo de armazenamento. As vantagens clínicas incluem a baixa exposição do paciente, a facilidade de utilização e a possibilidade de manipulação da imagem durante a interpretação, a facilidade de armazenamento da imagem e o intercâmbio de dados e a proteção ambiental. A precisão do diagnóstico do sistema baseado em CCD é equivalente à da radiografia intra-oral convencional para a deteção de cáries, lesões periodontais simuladas e lesões periapicais criadas artificialmente. Até à data, a utilidade da imagiologia digital para fracturas radiculares não foi comunicada. Existem várias limitações num estudo in vitro em comparação com a situação clínica real. Em primeiro lugar, o feixe de raios X será modificado pelo osso adjacente e pelos tecidos moles. Em segundo lugar, em contraste com as angulações fixas do feixe, a direção do feixe de raios X para a linha de fratura varia na prática clínica. Em terceiro lugar, o número, o tamanho e a direção das linhas de fratura que criámos podem ser diferentes dos observados na prática clínica, onde a origem do trauma varia. O padrão das linhas de fratura é imprevisível. No estudo, o observador foi incapaz de detetar linhas de fratura no plano mesio-distal. Foi observado que as linhas de fratura oblíquas eram mais facilmente identificadas do que as verticais. O nível de concordância com o sistema digital foi ligeiramente melhor do que com a película. Este facto pode dever-se à disponibilidade de um processamento de imagem simples durante a interpretação das imagens digitais. A alteração da densidade e do contraste pode melhorar a qualidade da imagem. A ampliação é uma ajuda importante para os clínicos avaliarem as radiografias. No entanto, **Mùystad et al.**[34] verificaram que uma maior ampliação da imagem digital reduziu o desempenho do observador na deteção de cáries proximais. Da mesma forma, o observador notou que uma ampliação maior interferia no diagnóstico preciso.

Lesões periapicais

Vários estudos avaliaram a eficácia dos sistemas radiográficos digitais na deteção de lesões periapicais. **Holtzmann et al.**[24] (1998) compararam a película d-speed, a película e-speed e o sistema de placa de fósforo Digora no que respeita à deteção de patologia peri-radicular. Foram efectuadas radiografias de 100 maxilares de cadáveres, que foram posteriormente seccionados para exame histológico. O desempenho do observador foi comparado com os verdadeiros achados histológicos. Foi determinado que a película d-speed, a película E-speed e o sistema de placa de fósforo eram modalidades de diagnóstico por imagem equivalentes no que respeita à deteção de reabsorção óssea peri-radicular. **TambémPaurazas et al.**[24] (2000) compararam três sistemas, a película E-speed, um sistema CCD e um sistema CMOS-APS. A autora não mencionou a marca e o tipo dos sistemas. Foram criadas lesões periapicais no osso cortical e trabecular de 10 mandíbulas humanas secas. A deteção das lesões por sete observadores ocorreu com uma precisão significativamente maior no osso cortical do que no osso trabecular. No entanto, não foram encontradas diferenças na deteção das lesões entre os sistemas de filme, CCD e CMOS-APS. **Kullendorff et al.33** estudaram a precisão de diagnóstico das radiografias digitais também para a deteção de lesões periapicais. Concluíram também que a qualidade das imagens digitais é comparável à da película E-speed para a deteção de lesões ósseas periapicais.

Um estudo de Wallace et al.[33] (2001) mostrou que a radiografia convencional baseada em filme era melhor para a deteção de lesões periapicais. O estudo comparou o filme Ekta speed plus (Eastman Kodak, Rochester, Ny, EUA), o sistema de placa de fósforo Digora e o sensor de estado sólido Schick-CDR. As lesões foram simuladas nas áreas periapicais de secções mandibulares humanas e fotografadas utilizando os três sistemas. A película Ekta speed plus superou os dois sistemas digitais em termos de sensibilidade e especificidade para a deteção de lesões periapicais.[24]

A radiografia periapical com um sensor CCD conduz a mais erros e, por conseguinte, a mais repetições do que com uma película convencional. Apesar de a repetição de uma imagem com sensor significar que a dose pode ainda ser inferior à de uma única película, este facto não deve ser entendido como uma licença para uma técnica menos que excelente.[33]

Periodontologia

A eficácia de diagnóstico das imagens digitais também foi explorada no que respeita às lesões periodontais. Nair et [al24] avaliaram a exatidão da deteção da crista óssea alveolar numa comparação de imagens digitais Sidexis originais e melhoradas (Sirona dental systems GMBH, Bensheim, Alemanha) com a película Ekta speed plus. Foram obtidas imagens de mais de 100 áreas proximais e furcais nas áreas anterior e posterior da mandíbula e maxila de três fantomas de crânio humano. Cinco observadores avaliaram todas as imagens quanto à presença ou ausência de perda óssea da crista. Concluiu-se que as imagens digitais Sidexis não eram significativamente diferentes da película Ekta speed plus para a avaliação da crista óssea.24 Eikholzet al.25 compararam as medições lineares da perda óssea interproximal em imagens radiográficas digitalizadas após a aplicação de diferentes filtros com o padrão de ouro das medições intra-cirúrgicas. Nem a medição da distância entre a junção cemento-esmalte e a crista alveolar nas imagens inalteradas, nem as avaliações com qualquer um dos filtros revelaram diferenças significativas em relação ao padrão-ouro. Por conseguinte, concluiu-se que todas as avaliações radiográficas nas imagens digitalizadas se aproximaram do padrão de ouro intra-cirúrgico.[25]

O efeito da melhoria da imagem na eficácia do diagnóstico

A aquisição digital de radiografias permite o melhoramento digital de imagens. No diagnóstico por imagem, o objetivo do processamento de imagens é tornar a informação relevante mais evidente, criando imagens mais adequadas à perceção visual humana. A mesma imagem pode ser utilizada para várias tarefas de diagnóstico, ajustando as características da imagem. Por exemplo, uma radiografia deve ser mais clara para a deteção de perda óssea marginal, enquanto a deteção de cáries requer uma imagem mais escura com maior contraste. A suavização reduz o ruído da imagem, à custa de uma diminuição da resolução. A filtragem espacial passa-alto (endurecimento) realça os bordos, obtendo-se assim uma imagem mais nítida, mas com mais ruído. Todos os sistemas de imagem digital oferecem um ou mais tipos de métodos de melhoramento da imagem, o que provoca uma grande variedade de técnicas entre todos os sistemas. Isto fez com que Lehmann et al. concluíssem, a partir do seu estudo, que a terminologia padronizada e o aumento da funcionalidade do processamento de imagens deveriam ser oferecidos à profissão dentária. Um estudo efectuado por Borg (1999) demonstrou que as imagens dos sistemas de placas de fósforo necessitam de algum aperfeiçoamento para melhorar o desempenho do diagnóstico. Isto deve-se ao facto de o poder de resolução dos sistemas de placas de fósforo melhorar quando as imagens são melhoradas. O software dos sistemas de placas de fósforo aplica normalmente o ajustamento da escala de cinzentos predefinido do sistema às imagens para efetuar o melhoramento necessário. Contudo, o ruído nas imagens de placas de fósforo aumenta até certo ponto quando é aplicado o melhoramento da imagem. A imagem gerada por computador é apresentada tanto a preto e branco como a cores, em que os pontos representam um baixo contraste. A intensidade de luz do fundo diminui da esquerda para a direita e a diferença de intensidade de luz aumenta de cima para baixo com A radiografia periapical intra-oral mostra a diferença no contraste de cor dos dentes com restauração e estruturas de suporte. {Mostrado na Figura 17a e b.}

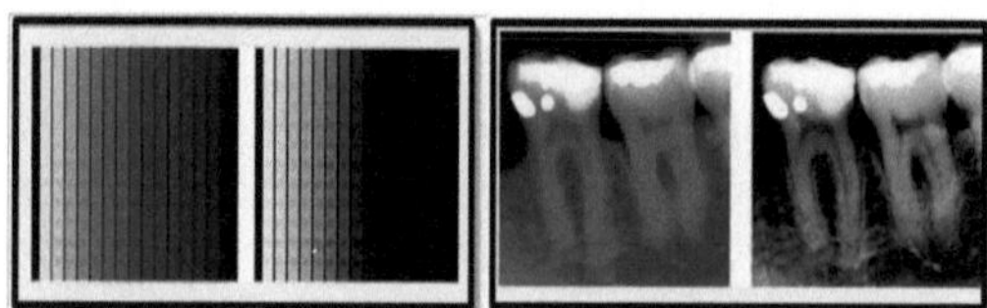

Figura 17 a. Imagem gerada por computador apresentada a preto e branco e a cores.
b. A radiografia intra-oral mostra os dentes com as suas estruturas de suporte.

Quando a exposição aumenta, o ruído diminui. Vários estudos demonstraram que a melhoria do contraste digital e a filtragem podem aumentar a precisão do diagnóstico. Svanaeset al. efectuaram um estudo sobre o melhoramento de imagens de placas de fósforo. Tal como mencionado no parágrafo sobre cariologia deste artigo, concluiu-se que o melhoramento de imagens digitais de imagens de fósforo de armazenamento melhorou significativamente a precisão da avaliação da profundidade da cárie na metade exterior do esmalte, em comparação com a película Ektaspeed. Também Shroutet al. concluíram, com base no seu estudo sobre o efeito do melhoramento de imagens, que este melhorava a validade da avaliação de cáries. No entanto, os resultados de muitos estudos sobre o melhoramento de imagens estão bastante divididos. Foi mesmo relatada a deterioração da precisão do diagnóstico através do melhoramento da imagem digital.[64] Kullen Dorffet al (1997) realizaram um estudo clínico no qual um sensor de estado sólido Visualix/Vixa foi comparado com a película Ekta speed para a deteção de lesões periapicais. Foram efectuadas radiografias periapicais convencionais, bem como radiografias periapicais digitais de 50 pacientes. O desempenho do observador foi avaliado em relação à radiografia convencional e à radiografia digital; esta última com e sem processamento de imagem e análise roc foi aplicada. Os valores de AZ não mostraram diferenças significativas entre as radiografias convencionais e as imagens digitais originais. As imagens digitais melhoradas tiveram um desempenho significativamente pior na deteção de lesões periapicais. Também Farman et al efectuaram um estudo clínico sobre a precisão da avaliação das dimensões das lesões intra-ósseas. Foram comparadas as radiografias Ekta speed plus e o sistema de estado sólido Visualix-2 nos modos sem contraste, com contraste esticado e equalizado. Quando a equalização da imagem foi aplicada, as medições aproximaram-se mais do "padrão de ouro". As medições com contraste esticado e sem contraste foram menos precisas; a película convencional foi consistentemente a menos precisa. Kullen Dorffet al. efectuaram uma comparação entre imagens digitais originais e imagens processadas com diferentes procedimentos de melhoramento. Os resultados mostram que o tratamento básico da imagem, que consiste na alteração do contraste e da luminosidade, é afinal o mais eficaz. Procedimentos de processamento mais complicados têm menos efeito na precisão do diagnóstico. Concluiu-se que o tratamento de imagens digitais de alta qualidade teve um efeito limitado na exatidão do diagnóstico. Wolf et al. efectuaram um estudo sobre a eficácia do melhoramento de imagens em Periodontologia. O objetivo era avaliar a reprodutibilidade e a validade das medições lineares da perda óssea interproximal em imagens radiográficas digitalizadas após a aplicação de diferentes filtros. Concluiu-se que os filtros escolhidos não resultaram em medições estatisticamente significativamente mais reprodutíveis ou válidas quando comparadas com as imagens digitalizadas mas inalteradas. Nair et al. e Eickholzet al.[24W] tiraram a mesma conclusão dos seus estudos sobre a exatidão da deteção do osso da crista alveolar.[24]

Qualidade subjectiva da imagem

As opiniões subjectivas sobre a qualidade da imagem das radiografias digitais por parte de radiologistas dentários e dentistas experientes são outra abordagem para avaliar a utilidade dos sistemas digitais testados. Já em 1977, Thorn Buryet al[6] propuseram uma metodologia para a comparação da qualidade das imagens radiológicas com base nos julgamentos subjectivos dos radiologistas. Utilizando esta metodologia, Vucich[6] sugeriu a avaliação subjectiva do grau em que os pontos anatómicos pré-definidos são claramente visualizados. Kundel[6] sugeriu uma abordagem semelhante para definir a qualidade da imagem devido à sua observação de que o papel do desempenho do observador na avaliação da qualidade da imagem diagnóstica tem sido pouco enfatizado em comparação com os aspectos técnicos. Parte-se do princípio de que essa avaliação subjectiva incluirá também os efeitos dos parâmetros físicos do sistema de imagiologia que influenciam os aspectos diagnósticos importantes da qualidade da imagem. Uma vantagem desta abordagem é que a qualidade da imagem de uma radiografia pode ser avaliada para uma variedade de tarefas de diagnóstico. Assim, é criada uma situação comparável à da prática dentária geral. Recentemente, em dois estudos, vários sistemas radiográficos digitais foram comparados utilizando a qualidade subjectiva da imagem. Kitagawa et al.[6] compararam três sistemas de placas de fósforo intra-orais, o sistema Digora, o sistema Denoptix com dois tipos diferentes de placas de fósforo e o sistema Digident (CD Dent). Concluiu-se que o sistema Denoptix combinado com placas de fósforo bas300 (Fuji photo film co., Tóquio, Japão) proporcionou a melhor qualidade de imagem global, enquanto as imagens Digora foram consideradas as melhores para demonstrar os tecidos moles gengivais. Borg et al. compararam quatro sistemas de estado sólido e dois sistemas de placas de fósforo. Concluiu-se que os sensores de estado sólido Schick-CDR CCD e APS tinham a melhor qualidade de imagem, mas também a gama de exposição mais estreita. Ambos os sistemas de placas de fósforo (Digora e Denoptix) proporcionaram uma qualidade de imagem clinicamente aceitável numa vasta gama de exposição e ambos os sistemas Visualix apresentaram a qualidade de imagem mais baixa.

Farman et al.[6] compararam a qualidade subjectiva da imagem do sistema de estado sólido Visualix-2 com a película Ekta speed plus num estudo in vivo. A preferência subjectiva dos observadores colocou as imagens Visualix-2 melhoradas acima das radiografias em película, mas as imagens Visualix-2 não melhoradas foram classificadas como piores do que as radiografias em película.

A eficácia diagnóstica dos sistemas radiográficos digitais, determinada em estudos laboratoriais e em alguns estudos clínicos, parece ser clinicamente aceitável e útil. Por conseguinte, as radiografias digitais podem ser utilizadas para fins de diagnóstico sem comprometer os interesses do doente e, subsequentemente, utilizadas para estudos adicionais sobre o desempenho de diagnóstico destes sistemas. No entanto, a validação histológica dos resultados não é normalmente possível em estudos clínicos. Por conseguinte, deve ser encontrada outra forma de comparar as imagens. A escolha do método de validação é crucial a este respeito. Hintze e Wenzel concluíram que a eficácia do diagnóstico como medida do desempenho do sistema era fortemente influenciada pelo método de validação. A partir de outro estudo sobre a comparação da microscopia e da radiografia como padrões de ouro no diagnóstico radiográfico de cáries, Hintze e Wenzel afirmaram que os resultados obtidos utilizando as pontuações dos observadores das radiografias, como validação para a presença de cáries, poderiam induzir o clínico em erro.

Quando a validação radiográfica induz o clínico em erro e a validação histológica não é possível num estudo in vivo, a avaliação subjectiva da qualidade da imagem parece ser um método útil para comparar os sistemas radiográficos digitais entre si e com a película num contexto clínico.

CONSIDERAÇÕES SOBRE A DOSE

A segurança da radiação é uma questão importante na radiografia dentária. A quantidade desejada de informação deve ser obtida com a menor quantidade possível de radiação. A redução da dose obtida pela radiografia digital em comparação com a radiografia baseada em película tem sido enfatizada desde a introdução da imagem digital na radiografia dentária na década de 1980. É questionável, no entanto, se a redução da dose é tão grande como tem sido sugerido pelos fabricantes e por alguns utilizadores. Inicialmente, a dose deve ser de 32 em comparação com o filme de velocidade E ou mesmo de velocidade F. O uso do filme de velocidade D como referência, conforme utilizado em muitas publicações, superestima a redução da dose. No entanto, em comparação com a película de velocidade E em condições laboratoriais, a radiografia intra-oral digital requer uma dose por exposição que é geralmente inferior à da radiografia convencional baseada em película.

Um inquérito sobre a utilização da radiografia digital na prática dentária geral na Noruega mostrou que a redução média do tempo de exposição foi de 55%. A expetativa de que os utilizadores com sensores digitais de pequenas dimensões colimariam o seu campo de radiação não pôde ser confirmada[29].

Além disso, a dose no paciente é determinada não só pela quantidade de radiação por exposição, mas também pelo número de radiografias efectuadas. Um estudo recente mostra que o número total de radiografias tiradas pelos dentistas que utilizam a radiografia digital foi significativamente maior do que o número de radiografias tiradas pelos utilizadores de película. O número de radiografias tiradas pelos dentistas que utilizam sistemas de estado sólido, em comparação com os utilizadores de películas, aumentou quase 50%. Os utilizadores de placas de fósforo tiraram mais 32% de radiografias. Vários factores explicam este aumento.

De acordo com as respostas dos dentistas no inquérito, um melhor diagnóstico foi a principal razão para a realização de mais radiografias. No entanto, um estudo efectuado por Versteeg et al. também demonstrou que os erros de posicionamento ocorrem com mais frequência na radiografia digital do que na radiografia com película. Devido à rigidez dos sensores digitais, o posicionamento na boca do doente é significativamente mais difícil do que o posicionamento da película e mais desconfortável para o doente. Este é também um fator importante para a realização de radiografias adicionais. Outra razão para a repetição de radiografias pode ser a gama dinâmica relativamente estreita dos sistemas de estado sólido. Os efeitos de blooming deterioram as imagens dos sistemas de estado sólido em doses mais baixas do que os efeitos de burn-out deterioram as radiografias convencionais ou as imagens de um sistema de placa de fósforo.[29]

TÉCNICAS DE RADIOGRAFIA DIGITAL INTRA-ORAL

As imagens radiográficas intra-orais têm de ser posicionadas com precisão, o que pode ser conseguido utilizando uma técnica adequada para a projeção radiográfica e situação anatómica pretendidas. Os dispositivos utilizados para o efeito incluem instrumentos receptores com guias de anel, blocos de mordida padrão, rolos de algodão e guias de bitewing. As técnicas que podem ser utilizadas são as técnicas de paralelismo, bitewing e bissecting angle27.

Técnica de ligação em paralelo:

A técnica de paralelização é utilizada tanto para radiografias periapicais como para radiografias bitewing e é a técnica mais precisa para obter estas projecções. O recetor digital deve ser colocado verticalmente e horizontalmente em paralelo com os dentes que estão a ser radiografados. O feixe de raios X deve ser direcionado em ângulo reto em relação aos dentes e ao recetor, tanto na direção vertical quanto na horizontal28.

No caso das radiografias periapicais, o recetor digital deve ser colocado paralelamente a todo o comprimento da coroa e da raiz dos dentes que estão a ser fotografados. Para obter o melhor posicionamento e o conforto do paciente, o recetor digital deve ser colocado mais perto da linha média do que perto dos dentes.[28] É útil usar um rolo de algodão por baixo do bloco de mordida para reduzir a necessidade de forças de mordida pesadas que muitas vezes resultam em desconforto para o paciente. As directrizes técnicas exigem a localização precisa e a inclusão de estruturas específicas em cada projeção.[28] Na técnica de radiografia maxilar e mandibular, a colocação do recetor através da técnica de paralelização é apresentada nas tabelas 1 e 2.

Técnica de aspiração de mordida:

Independentemente da abordagem, do instrumento ou do separador, os bitewings baseiam-se na técnica do paralelismo. O recetor digital deve ser colocado verticalmente e horizontalmente paralelo às coroas dos dentes. Para os pacientes que se engasgam facilmente ou para as crianças, os bitewings com lingueta são menos incómodos e mais confortáveis. As patilhas dos bitewings mantêm os receptores digitais em posição intra-oralmente, mas não fornecem qualquer guia de alinhamento externo para o posicionamento do PID (dispositivo indicador de posição, ou cone de raios X) e a direção do feixe. Uma colocação cuidadosa e o alinhamento do feixe produzirão bons resultados. A angulação vertical é normalmente definida em +5°, com o feixe centrado na patilha ou no centro do recetor. A patilha deve estar alinhada com os contactos dos dentes, o que indicará a angulação horizontal correcta a utilizar para entrar nos contactos. Os pontos centrais de entrada do raio ajudarão a centrar o feixe de raios X, tal como a utilização das linhas no PID que indicam a direção dos raios X que saem do colimador.[28]

Técnica do ângulo de bissecção:

A técnica do ângulo bissectante é uma abordagem alternativa para a radiografia periapical. Com esta técnica, o recetor é colocado na diagonal do plano do eixo longo dos dentes. O feixe é então direcionado num ângulo reto para um plano que se encontra a meio caminho entre (bissecta ou divide) o recetor e os dentes. Este método produz imagens menos óptimas porque o recetor e os dentes não estão no mesmo plano vertical, mas é um método útil quando não é possível obter uma colocação ideal do recetor devido a obstáculos anatómicos ou dificuldades de colocação. Esta técnica é mais sensível ao operador. Se o ângulo não for corretamente dividido, ocorrerá alongamento ou encurtamento. Pode ser utilizada uma variedade de suportes para um posicionamento preciso do recetor em diferentes locais da boca.[28]

Uma abordagem que o clínico pode utilizar é alinhar o PID paralelamente ao recetor ou guia de anel externo inicialmente e depois reduzir o ângulo vertical em aproximadamente 10°, o que se aproximará do plano de bissecção. Além disso, podem ser utilizados ângulos iniciais que aproximarão o operador do plano de bissecção em cada área da boca quando são utilizados instrumentos ou dispositivos não anulares. A aplicação da técnica do ângulo de bissecção tornou-se mais comum na radiografia digital com receptores digitais rígidos. Muitas vezes é difícil conseguir um verdadeiro paralelismo com a estrutura do dente; como resultado, as coroas e os ápices são frequentemente cortados devido ao excesso de angulação. A redução dos ângulos verticais compensa a falta de paralelismo com as estruturas (mostrado na Tabela 1 e 2).[28]

Projeção ou vista	Colocação de receptores	Dentes gravados	Ponto de entrada da Raia Central	Orientação do recetor	Tamanho do recetor
Molar Periapical	Colocar o recetor na direção da língua, colocar o bloco de mordida na coroa do 2º molar e alinhar o bordo mesial do bloco de mordida entre o ponto de contacto do 1º e 2º molar	Coroas e ápices de dentes do 1º, 2º e 3º molares	Apontar para baixo a partir do canto externo do olho para a zona média da mandíbula	Colocação horizontal; ponto em direção à coroa	Tamanho 2
Pré-molar Periapical	Colocar o recetor na direção da língua, colocar o bloco de mordida no 2º pré-molar e alinhar o bordo mesial do bloco de mordida entre o ponto de contacto do 1º e 2º pré-molares	Distal do canino, 1º e 2º coroas e ápices de dentes pré-molares, 1º molares	Apontar para baixo desde a pupila do olho até à zona média da mandíbula	Colocação horizontal; ponto em direção à coroa	Tamanho 2
Periapical Lateral Canina	Colocar o recetor lingualmente no canino e lateralmente com o bloco de mordida centrado no ponto de contacto	Distal do lateral e mesial do canino e ápices	Apontar para baixo a partir da ala (canto) do nariz para o canto do queixo	Colocação vertical; ponto em direção à coroa	Tamanho 1 ou 2
Incisivo central Periapical	Colocar o recetor lingualmente em relação aos incisivos centrais e centrar o bloco de mordida no ponto de contacto do incisivo central	Mesial e distal dos incisivos centrais e mesial dos incisivos laterais e ápices	Apontar para baixo a partir da ponta do nariz até ao centro do queixo	Colocação vertical; ponto em direção à coroa	Tamanho 1 ou 2

Tabela 1: Mostra a colocação dos receptores (paralelismo) Periapicais mandibulares

Projeção ou vista	Colocação de receptores	Dentes gravados	Ponto de entrada da Raia Central	Orientação do recetor	Tamanho do recetor
Molar Periapical	Colocar o recetor na direção da linha média e o bloco de mordida sob a coroa do 2º molar, e alinhar o bordo mesial do bloco de mordida entre o ponto de contacto do 1º e 2º molar	Coroas e ápices dos dentes do 1º, 2º e 3º molares	Apontar para baixo a partir do canto externo do olho até à zona média da bochecha	Colocação horizontal; ponto em direção à coroa	Tamanho 2
Pré-molar Periapical	Colocar o recetor na direção da linha média e o bloco de mordida sob a coroa do 2º pré-molar, e alinhar o bordo mesial do bloco de mordida entre o ponto de contacto do 1º e 2º pré-molares	Distal do canino, 1º e 2º pré-molar, 1º coroas e ápices de molares	Apontar para baixo a partir da pupila do olho até à zona do meio da bochecha	Colocação horizontal; ponto em direção à coroa	Tamanho 2
Periapical canino	Colocar o recetor lingualmente no canino, com o bloco de mordida centrado na ponta da cúspide	Mesial e ápice do canino	Nares (narina) do nariz	Colocação vertical; ponto em direção à coroa	Tamanho 1
Incisivo lateral Periapical	Colocar o recetor lingual no incisivo lateral e o bloco de mordida sob a coroa do incisivo lateral	Mesial, distal e ápice da lateral incisivo	Nares (narina) do nariz	Colocação vertical; ponto em direção à coroa	Tamanho 1
Incisivo central Periapical	Colocar o recetor lingualmente em relação aos incisivos centrais e centrar o bloco de mordida no ponto de contacto do incisivo central	Mesial, distal e ápices dos incisivos centrais	Ponta do nariz	Colocação vertical; ponto em direção à coroa	Tamanho 1 ou 2

Tabela 2: Mostra a colocação do recetor (paralelismo) Periapicais maxilares

VANTAGENS DA RADIOGRAFIA DIGITAL

1. Redução da dose

Alguns autores relataram reduções de dose de até 90% em comparação com a película e-speed no diagnóstico de cáries. Embora alguns investigadores afirmem reduções de dose em comparação com as películas extra-orais convencionais, na prática o ruído de fundo aumenta para níveis inaceitáveis. É agora aceite que não existe uma redução apreciável em comparação com as películas utilizadas em conjunto com ecrãs intensificadores de terras raras.[29,27]

2. Manipulação de imagens

Esta é a maior vantagem da imagem digital em relação à película convencional. Ela envolve a seleção das informações de maior valor diagnóstico e a supressão das demais. Os fabricantes fornecem programas de software com muitas ferramentas de processamento diferentes, que são mais úteis do que outras.[7]

3. Melhoria do contraste

Isto pode efetivamente compensar a sobre ou subexposição da imagem digital. Foi demonstrado que o aumento de contraste dos dispositivos CCD era mais preciso do que a película E-speed para detetar cáries simuladas sob bandas ortodônticas.[23]

4. Medidas

Os paquímetros digitais, as réguas e os transferidores são algumas das muitas ferramentas disponíveis para a análise de imagens. As imagens podem também ser sobrepostas umas às outras e a fotografias digitais.[7]

5. Reconstrução 3-D

Esta aplicação pode ser teoricamente utilizada para reconstruir imagens intra e extra-orais. As utilizações vão desde o perfilamento de canais radiculares até à visualização de fracturas faciais nas três dimensões.[7]

6. Filtragem

A adição de filtros ao espaço aéreo à volta da face pode clarificar o perfil dos tecidos moles se a imagem original dos tecidos moles for fraca.[29]

7. Tempo

Ganha-se muito tempo, especialmente com o sistema CCD, em que a imagem é visualizada no lado da cadeira imediatamente após a exposição. Embora exista um desfasamento entre a digitalização e o aparecimento de uma imagem com o método PSP, este continua a ser substancialmente mais rápido do que os processos de revelação convencionais de uso geral[29].

8. Armazenamento

O armazenamento era inicialmente um problema antes do desenvolvimento dos DVDS e CD ROMS, uma vez que três imagens periapicais enchiam uma disquete. No entanto, atualmente, um CD-ROM pode conter mais de 30.000 imagens. Isto significa que as imagens podem ser armazenadas a baixo custo e indefinidamente.[7]

9. Tele-Radiologia

O ficheiro de imagem digital pode ser ainda mais reduzido em tamanho através de técnicas de compressão e enviado através de um modem e de uma linha telefónica aos colegas para análise. Isto tem a vantagem de não perder radiografias no correio e de poupar tempo se for necessária uma consulta urgente. O operador do outro lado também pode manipular a imagem, se assim o desejar.[7]

10. Amigo do ambiente

Não são utilizados ou eliminados quaisquer produtos químicos de processamento. Tanto os sensores CCD como as placas PSP podem ser reutilizados para muitos milhares de exposições. No entanto, podem ficar riscados e danificados se não forem manuseados com cuidado.[8,11]

DESVANTAGENS DA RADIOGRAFIA DIGITAL

A maioria das desvantagens está associada ao sistema CCD. Custo

Atualmente, o custo da conversão da película intra-oral para a imagem digital é muito elevado. Este custo inicial deve ser compensado com o tempo poupado e a eficiência do armazenamento das imagens.[7,11]

Dimensões do sensor

Estes continuam a ser bastante volumosos para o sistema CCD e difíceis de posicionar devido aos fios de fibra ótica que se arrastam. O problema original das pequenas áreas activas do sensor foi rectificado e pode ser captada a mesma quantidade de informação que a película convencional23,11.

Controlo de infecções cruzadas

Cada sensor intra-oral e placa devem ser cobertos por um saco plástico, que é trocado entre os pacientes. No entanto, se ficarem diretamente contaminados, não há forma de os esterilizar e devem ser descartados, independentemente do seu custo7,11.

Medico Legal

No passado, foram levantadas preocupações quanto à possibilidade de manipular as imagens para fins fraudulentos. Os fabricantes de programas informáticos instalaram "pistas de auditoria", que permitem localizar e recuperar a imagem original. Muitas companhias de seguros nos EUA estão a aceitar imagens digitais como anexos válidos quando os pedidos de indemnização são feitos eletronicamente.[10]

Definição

Uma imagem radiográfica representa a sombra de raios X das estruturas internas dos pacientes. Na radiografia convencional, a película radiográfica detecta, armazena e apresenta a informação radiográfica. Durante muito tempo, a película radiográfica foi o meio mais importante para a aquisição e arquivo de imagens de diagnóstico. No entanto, desde 1987, a película dentária deixou de ser incontestada como o recetor de imagem para a radiografia intra-oral. Nessa altura, o primeiro sistema digital direto ficou disponível para a prática dentária como alternativa à radiografia convencional. Os sensores de radiografia digital dentária podem ser divididos em placas de fósforo de armazenamento (SPP), também chamadas placas de fósforo fotoestimuláveis (PSP), e dispositivos de silício, tais como dispositivos de carga acoplada (CCD) ou semicondutores complementares de óxido metálico (CMOS). Os sensores CCD e CMOS são designados por detectores de estado sólido. Uma placa de fósforo armazena a imagem latente nos cristais de fósforo, que é lida por um scanner a laser. As placas são semelhantes em tamanho e espessura à película de raios X dentária convencional e são expostas de forma semelhante. Os detectores de estado sólido são mais volumosos e estão ligados a um cabo com um protocolo de exposição diferente do da película. Na radiografia digital, os detectores de raios X e os computadores efectuam a aquisição, o arquivo e a visualização da informação radiográfica. Em dez anos, a tecnologia radiográfica digital amadureceu e, atualmente, os sistemas radiográficos digitais estão a substituir gradualmente a película radiográfica. Embora a película tenha sido um recetor de imagem barato e fiável na radiografia dentária durante muito tempo, as vantagens da radiografia dentária digital em relação à película incluem uma dose de radiação mais baixa, uma disponibilidade rápida de radiografias, a possibilidade de melhorar a imagem e a não necessidade de produtos químicos para o processamento da película. Muitas destas vantagens são possibilidades não encontradas na imagiologia convencional baseada em película, o que torna complicada a comparação da imagiologia digital com a imagiologia baseada em película.[10]

Um caso em que a cárie dentária e a ampliação de uma restauração de amálgama foram adicionadas a uma imagem do segundo molar permanente direito mandibular

a) A radiografia intra-oral original.

b) A imagem alterada.

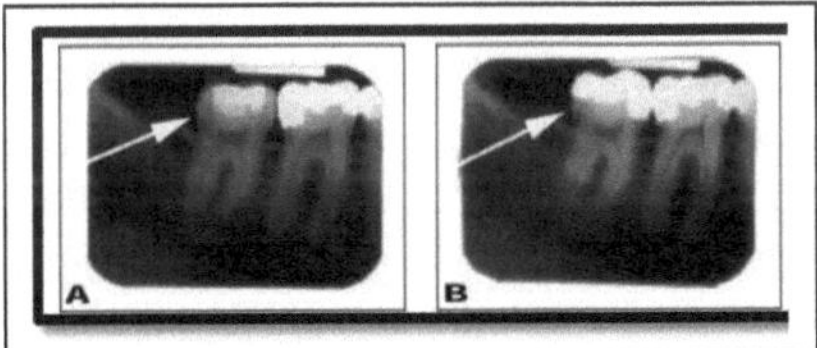

ASPECTOS DE SEGURANÇA DA RADIOGRAFIA DIGITAL

A possibilidade de alterar o aspeto de uma radiografia digital levantou a questão da fiabilidade de uma imagem digital! É interessante verificar que esta questão é colocada em relação às imagens digitais e menos em relação às imagens em película. O software de imagiologia clínica, por defeito, deve manter sempre o original da imagem, mesmo quando o contraste, a densidade e outras características da imagem tenham sido ajustadas pelo utilizador. Desta forma, é sempre possível voltar à imagem original. Um ficheiro eletrónico tem vários carimbos de tempo que indicam a data e hora de criação do ficheiro, a última vez que foi acedido e se e quando o ficheiro pode ter sido alterado. É claro que é possível enganar a definição de hora do computador, mas esta não é uma tarefa fácil de realizar quando a imagem faz parte de uma estrutura de base de dados e é mantido um ficheiro de registo de todas as actividades da base de dados. É certamente mais complicado do que alterar a data de uma radiografia em película na montagem da película. Muitas vezes, o software não permite a eliminação de uma imagem digital da base de dados, algo que é bastante simples de fazer num sistema de arquivo analógico. Algumas empresas introduziram o conceito de utilização de marcas de água nas suas imagens quando estas são alteradas, o que muito provavelmente constituiria um fator dissuasor para aqueles que alteram as imagens para fins fraudulentos. Esta medida de segurança não substituirá o princípio de que é sempre a imagem na sua forma original que é armazenada na base de dados, mas será uma proteção eficaz contra a fraude quando as imagens são exportadas da base de dados e transferidas para terceiros. É interessante verificar que a maioria dos artigos sobre a utilização fraudulenta de imagens digitais se refere à forma de alterar a imagem e não à forma de detetar uma imagem que tenha sido adulterada. A questão fundamental é que as companhias de seguros e os dentistas que recebem imagens de pacientes referenciados devem estar cientes das possibilidades de modificações nas radiografias digitais. Em caso de dúvida, as modificações podem ser reconhecidas utilizando procedimentos padrão de processamento de imagens, tais como a medição do nível de ruído local e irregularidades dos gradientes globais de contraste. No entanto, isto requer uma compreensão das características padrão de uma imagem digital. Quando está em causa a fiabilidade de uma imagem, o médico deve consultar um especialista em radiografia digital. Também se deve ter em conta que, normalmente, não é uma única radiografia que constitui a base da suspeita; na maioria das situações, existem mais provas na história do doente e nos registos de tratamento que tornam o caso questionável.[1]

TERMINOLOGIAS

Diferença entre imagem baseada em película e imagem digital:

S. Não.	Imagiologia baseada em película35		Imagiologia digital35	
1.	Densidade	O grau geral de escurecimento de um filme exposto.	Brilho	Equivalente digital à densidade ou ao grau geral de escurecimento da imagem.
2.	Latitude	Medida do intervalo de exposições que produzirá densidades úteis e distinguíveis numa película.	Gama dinâmica	A gama numérica de cada pixel; em termos visuais, refere-se ao número de tons de cinzentoque podem ser representados.
3.	Velocidade da película	Quantidade de radiação necessária para produzir um padrão	Linearidade	Relação linear ou direta entre a exposição e a densidade da imagem; o contraste não é afetado, mas a densidade pode ser alterada após a aquisição da imagem
4.	Densidade	Refere-se à sensibilidade da película à radiação. Quanto mais rápida for a filme, menos radiação é necessária.	Resolução de contraste	A capacidade de distinguir pequenas diferenças de densidade como apresentados numa imagem.
5.	Contraste	A diferença de densidades entre várias áreas numa radiografia; as imagens de alto contraste têm poucos tons de cinzento entre o preto e o branco, enquanto O baixo contraste demonstrará mais tons de cinzento.	Resolução espacial	Medida de resolução expressa em pares de linhas por milímetro.
6.	Resolução	Capacidade de distinguir entre pequenos objectos próximos uns dos outros; medida em pares de linhaspor milímetro.	Função de transferência de modulação	Medida da fidelidade da imagem em função da frequência espacial; o grau de aproximação da imagem à objeto real.
7.	Lábios Radiográficos (Ruído):	Aparência de densidade irregular de um filme não exposto ou granulação.	Ruído eletrónico de fundo	Pequena corrente eléctrica que não transmite qualquer informação, mas que serve para obscurecer o sinal eletrónico.

| 8. | Nitidez | Capacidade de uma radiografia para definir um bordo ou apresentar limites de densidade. | Relação sinal/ruído | Rácio entre a fração do sinal de saída (tensão ou corrente ou carga) que está diretamente relacionada com a informação de diagnóstico (sinal) e a fração da saída que não contém informação de diagnóstico informação (ruído). |

Comparação de alternativas de imagiologia intra-oral e sua aplicação clínica[38]

S. Não	Procedimento	Filme	CCD/CMOS	PSP
1.	Preparação dos receptores	Nenhum	Colocação da manga de plástico e ligação ao computador juntamente com os dados do doente e o número de registo.	Apagar a imagem anterior e colocar a placa numa tampa de plástico descartável.
2.	Flexibilidade	Mais flexível	Menos flexível	Mais flexível do que o CCD
3.	Colocação de receptores	A película pode ser mantida no lugar pelo método de fixação com os dedos ou por suportes de película de raios X. A película pode ser dobrada para se adaptar anatomia.	São utilizados suportes de película especializados e o recetor é muito duro e inflexível. O cabo do recetor tem de ser cuidadosamente colocado para que o doente não o morda. Os receptores sem fios são mais volumosos e desconfortáveis.	Este método é mais flexível do que o CCD/CMOS, mas a flexão pode danificar irreversivelmente o recetor, pelo que deve ser utilizado um suporte para o recetor.
4.	Exposição	Simples	É necessária a ativação do computador	Simples
5.	Processamento de procedimentos	Filme Câmara escura e produtos químicos necessários, todas as precauções assépticas devem ser seguidas para evitar a contaminação com saliva.	CCD/CMOS Aquisição imediata de imagens.	PSP É necessária uma programação prévia do processador, luz fraca e carregamento das placas. Devem ser seguidas todas as precauções assépticas para evitar a contaminação com saliva.

| 6. | Ecrã | Após a secagem e o processamento, as películas devem ser montadas e etiquetadas. É necessária uma caixa de visualização | Um computador com software adequado ajuda na visualização. A imagem obtida pode ser manipulada para obter o máximo de informação de diagnóstico. |
| 7. | Duplicação de imagens | A duplicação produz uma imagem inferior com perda de informação de diagnóstico | Podem ser feitas várias cópias, quer electrónicas, quer armazenadas nos dispositivos de salvaguarda. Também é possível obter um filme ou uma impressão. |

Comparação das propriedades físicas dos receptores de imagiologia[35, 38]

S.N.	Característic as	Filme	CCD/CMOS	PSP
1.	Resolução espacial Película intra-oral>CCD= CMOS>PSP	A película tem a melhor resolução	Os limites de resolução dos sistemas digitais são facilmente apreciados aquando da ampliação destas imagens.	
2.	Latitude de exposição PSP>>CCD = CMOS>Fil me			Devido à grande latitude do PSP e à "otimização" automática do brilho e do contraste pelo software de aquisição de imagens, a utilização de mais exposição aos raios X do que a necessária é possível.
3.	Dimensões do recetor Para uma área de imagem equivalente, Filme=PSP< C CD=CMOS	Filme	CCD/CMOS A "área ativa" dos receptores CCD e CMOS é menor do que a área de superfície devido à presença de outros componentes electrónicos no interior do plástico habitação	PSP

4.	Tempo para aquisição de imagem CCD= CMOS <<Filme	Todos os procedimentos têm de ser seguidos, desde a colocação da película, exposição, processamento, secagem, montagem e visualização no iluminador, o que consome muito tempo	Muito mais rápido. Esta rápida aquisição de imagens é importante para procedimentos endodônticos ou durante a colocação de implantes	Mais fácil do que a película, mas mais demorado do que o CCD/CMOS, uma vez que a película tem de ser digitalizada antes de se obter a imagem
5.	Qualidade da imagem	Filme A qualidade subjectiva é melhor quando cuidadosamente exposta e bem processado	CCD/CMOS PSP As imagens digitais e em película não são significativamente diferentes quando utilizadas para tarefas de diagnóstico comuns	
6.	Ajuste de imagem /processamento		Melhora o aspeto das imagens digitais, demora tempo; pode não melhorar o desempenho do diagnóstico	
7.	Custo	Custo recorrente das películas e dos produtos químicos de processamento, para além da manutenção das máquinas.	Os custos iniciais dos sistemas digitais são superiores aos da película. Os custos subsequentes variam muito em função do desgaste ou abuso do recetor.	
.	Fiabilidade	Filme	CCD/CMOS PSP	
		Problemas mecânicos podem afetar o sistema de película	Os problemas mecânicos afectam os sistemas PSP digitais. A fiabilidade do software varia muito entre os fabricantes. Alterações em componentes de computador e software não relacionados podem causar o mau funcionamento do sistema digital. Os sistemas digitais falham quando ocorrem problemas com os receptores durante a aquisição de imagens ou com os computadores durante o processamento, arquivo e visualização de imagens	
9.	Armazenamento e recuperação de imagens	Os filmes podem ser mal arquivados e perdidos ou danificados por má qualidade condições de armazenamento	A cópia de segurança dos dados é fundamental para os sistemas digitais. Os dados digitais podem perder-se devido a falhas ou falhas nas fontes de alimentação e/ou nos suportes de armazenamento, bem como devido a falhas do operador. erro	
10.	Transmissão de imagens	A transferência física de filmes é difícil	Rapidamente realizado com imagens digitais. Facilita a comunicação entre colegas ou com as companhias de seguros	

CONCLUSÃO

À medida que os dentistas continuam a melhorar os sistemas tecnológicos nos seus consultórios, poucas áreas estão a gerar tanto interesse como a radiografia digital.[32] "Infelizmente, o processo de escolha do sensor correto para cada dentista pode ser um exercício de frustração" todos os sistemas são capazes de produzir imagens de diagnóstico, por isso, como é que um consultório escolhe? Embora muitos dos vendedores recomendem que se olhe para a resolução, há muitos outros factores a considerar. Uma vez que o processo de aquisição de um sistema digital requer frequentemente a mesma quantidade de reflexão que a compra de um diamante, penso que esta seria uma boa analogia. Como muitos de vós sabem, a compra de diamantes exige que se considerem os "4 C's": Carat, Cor, Corte e Clareza. Também existem "4 C's" para escolher uma radiografia digital: Conforto, Compatibilidade, Empresa e, é claro, Custo.[32]

1. Conforto

Apesar de algumas empresas quererem fazer crer que quanto mais fino for o sensor, mais confortável é, a experiência não mostra que isso seja verdade. Muitas das queixas observadas nos doentes resultam da utilização de sensores mais finos, ao passo que o sensor mais grosso do mercado é frequentemente classificado como o mais confortável. Existem alguns factores responsáveis pelo conforto. As bordas do sensor são algo que deve ser avaliado, pois é o que os pacientes tendem a sentir. Além disso, uma vez que os sensores requerem sistemas de posicionamento únicos, estes podem ter um efeito maior no conforto do que qualquer outro fator. Quase todos os sistemas vêm com um posicionador do tipo Rinn, mas existem outros sistemas, como o wingers[30] e o sensor-stik.[33]

2. Compatibilidade

Muitos consultórios já estão a utilizar software de gestão de imagens para armazenar imagens, por exemplo, de câmaras intra-orais, câmaras digitais ou scanners. Alguns destes programas estão integrados no software de gestão do consultório e outros são autónomos. É crucial para um consultório que esteja a considerar a radiografia digital escolher um programa de gestão de imagens antes de escolher um sensor. Muitos dentistas preferem ter todas as suas imagens armazenadas no mesmo software. Por conseguinte, se um consultório já estiver a utilizar um programa de imagem, ficará limitado ao sistema que for compatível com esse software. Numa situação perfeita, seria fácil mudar para outro programa de imagem, se assim o desejasse... mas isso raramente é fácil. Para o fazer, seria necessário converter as imagens para o novo programa, o que é muitas vezes difícil, se não impossível. Assim, os dentistas que escolhem sistemas de radiografia digital terão de avaliar a situação do seu software antes de escolherem um sistema de raios X digital.[32]

3. Empresa

Principalmente devido à crescente popularidade da radiografia digital, tem havido uma explosão no número de empresas que oferecem sistemas de sensores, e este número está a aumentar. Enquanto algumas são apoiadas por grandes empresas de material dentário como a Kodak, a Schein e a Patterson, muitas são de empresas mais pequenas com menos recursos financeiros ou historial. Não há nada de errado em comprar um sistema a uma pequena empresa; o serviço e o apoio são muitas vezes excelentes e os seus produtos estão ao nível de quaisquer outros existentes no mercado. No entanto, algumas empresas fecharam as portas nos últimos anos e os dentistas devem compreender todos os riscos de comprar um produto menos conhecido. Outro bom sinal da capacidade e disponibilidade de uma empresa para apoiar os seus produtos é a duração da garantia. Embora algumas sejam de apenas um ano, alguns fornecedores oferecem atualmente garantias de até cinco anos. No entanto, estas garantias normalmente só cobrem defeitos do fabricante, não danos, e devem ser complementadas com a apólice de seguro do equipamento do escritório.[32]

4. Custo

Por fim, o custo não pode ser ignorado... é normalmente apontado como a principal razão pela qual os escritórios optaram por não adquirir um sistema digital. Um sistema básico de sensor único começa em torno de US$ 5.000 e pode chegar a US$ 14.000. Os sistemas de placa de fósforo custam cerca de 10.000 a 20.000 dólares. No entanto, a infraestrutura necessária para o funcionamento destes sistemas é frequentemente negligenciada. Para além dos computadores nas operações, os dentistas terão de considerar um servidor dedicado, monitores, suportes para monitores, teclados e ratos sem fios, impressoras de jato de tinta, dispositivos de cópia de segurança... a lista é quase interminável. Os consultórios precisam de estar conscientes de todos os custos previstos da "transição para o digital", uma vez que o custo dos sensores é normalmente inferior ao do hardware necessário para executar estes sistemas. Ao dedicar algum tempo a analisar os diferentes sistemas de radiografia digital, os dentistas podem evitar um erro muito dispendioso.[32]

REFERÊNCIAS

1. Paul F. VanDer Stelt. Imagens sem película: As utilizações da radiografia digital na prática dentária JADA, 2005; 136(10):1379 - 1387

2. Martins MG, Whaites EJ, Ambrosano GM e Haiter Neto F. O que acontece se você atrasar a digitalização das placas de fósforo Digora (PSPs) por até 4 horas? Dentomaxilofac Radiol 2006;35(3):143-146

3. Brennan J. Uma introdução à radiografia digital em medicina dentária. J Orthod 2002; 29(1):166-69

4. Berkhout WE, Sanderink GC, Vander Stelt PF. Uma comparação da radiografia digital e em película nos consultórios dentários holandeses avaliada por questionário. Dentomaxillofac Radiol. 2002;31(2):93-99.

5. Wenzel A, Gröndahl HG. Radiografia digital direta no consultório dentário. Int Dent J 1995;45(1):27-34

6. White SC, Pharoah MJ.The Evolution and Application of Dental Maxillofacial Imaging Modalities.Dent Clin North Am2008; 52(4): 689-705.

7. Van der Stelt PF. Princípios da Imagiologia Digital. Dent Clin North Am 2000; 44(2):237-248.

8. Hildebolt CF, Couture RA. e Whiting BR. Radiografia de fósforo fotoestimulável dentária. Dent clini North Am 2000; 44(2):273-297.

9. Wenzel A. Digital Imaging for Dental Caries. Dent clini North Am2000;44(2):319-338.

10. N. R. Diwakar, S. Swetha Kamakshi. Avanços recentes na radiografia digital dentária. Revista de Medicina, Radiologia, Patologia e Cirurgia 2015;1(4):11-16

11. Brennan J. Uma introdução à radiografia digital em medicina dentária. J Orthod 2002;29(1):66-69.

12. Parks ET, Willamson GF. Radiografia digital: Uma visão geral. The J Contemp DentPract 2002;3(4):23-39.

13.Haak R, Wicht MJ, Nowak G e Hellmich M. Influência do tamanho da imagem visualizada na deteção radiográfica de cáries proximais. Dentomaxilofac Radiol 2003; 32(4):242-246

14. Farida Abesi, Alireza Mirshekar, Ehsan Moudi, Maryam Seyedmajidi, Sina Haghanifar, Nima Haghighat e Ali Bijani. Precisão de diagnóstico da radiografia digital e convencional na deteção de cáries dentárias aproximadas não cavitadas. Iran J Radiol 2012;9(1): 17-21.

15. Wenzel A. Uma revisão da utilização da radiografia digital pelos dentistas e do diagnóstico de cáries com sistemas digitais. Dentomaxillofac Radiol2006;35(5): 307-314.

16. Sujata M Byahatti. Sensores digitais Journal of Clinical and Diagnostic Research. 2011 Abr, Vol-5(2):410-413

17. Martin D. Levin, Shelly L. Lee, e John M. Sturgeon. A Primer on Intraoral Direct Digital Radiography Part I: Advantages and Disadvantages; Inside Dentistry 2008;4(6):1-9.

18. Kositbowornchai S, Basiw M, Promwang Y, Moragorn H e Sooksuntisakoonchai N. Exatidão do diagnóstico de cáries oclusais utilizando imagens digitais melhoradas. Dentomaxilofac Radiol 2004;33(4):236-240.

19.Judit Forrai. História da radiografia em medicina dentária. Rev. Clin. Pesq. Odontol. 2007;3(3);205-211.

20. Neitzel U. Status and prospects of digital detetor technology for CR and DR. Radiat Prot Dosimetry 2005;114:32-8.

21.Chenicková V. History and current status of Ionizing Radiation.Zdrav Prac.1975; 25(7):408- 10.

22. Williams CP. - Sensores de radiografia digital: CCD, CMOS e PSP. Pract Proced Aesthet Dent 2001;13(5): 395-6.

23. Mouyen F, Benz C, Sonnabend E, Lodter JP. Apresentação e avaliação física da RadioVisioGrafia. Oral Surg Oral Med Oral Pathol 1989;68(2):238-242.

24. Svanaes DB, Moystad A, Risnes S, Larheim TA, Grondahl H-G. Radiografia intra-oral com fósforo armazenado para a deteção de cáries proximais e efeito da ampliação da imagem: comparação com a radiografia convencional. Oral Surg Oral Med Oral Pathol Oral Radiol Endod 1996;82(1) 94- 100.

25. John R Thornbury ,Dennis G.Fryback, Fred E Patterson, Robert L. Chiavarina. Uma metodologia para a comparação da qualidade das imagens radiológicas de diferentes combinações de ecrã/filme com base nas apreciações subjectivas dos radiologistas. Proc.SPIE 0127, Application of optical instrumentation in medicine VI, (27 de dezembro de 1997); https://doi.org/10.1117/12.955909.

27. Otis L, Mupparapu M, Mozaffari E. Radiografia digital: Estado da arte. Penn Dent J (Phila) 2000; 67(6):33-34, 42-43.

28. Polan M. - Radiografia digital: dicas para a prática clínica. Dent Today. 2001; 20(5):106-9.

29. Nelvig P., Wing K., Welander U. - Sens-A-Ray: um novo sistema para radiografia intra-oral digital direta. Oral Surg Oral Med Oral Pathol 1992; 74: 819-23.

30. Acedido em 1 de outubro de 2012 http://www.dentequip.com/)
31. Acedido em 1 de setembro de 2012 (http://www.sterishield. com/wingers.htm)
32. Tecnologias digitais. Os 4C's" para escolher a radiografia.14 Fev, 2012.
33. Parks ET, Williamson GF. Radiografia digital: uma visão geral. J Contemp Dent Pract. 2002; 3:23-3914.

34. Lim KF, Loh EE, Hong YH. Radiografia computorizada intra-oral - uma avaliação in vitro. J Dent. 1996;24:359-364.

34. Versteeg CH, Sanderink GC, van der Stelt PF. Eficácia da radiografia intra-oral digital na medicina dentária clínica. J Dent. 1997;25:215-224.

35. Freny R Karjodkar. Radiografia digital. Textbook of dental and maxillofacial radiology 2 Edition:339-346.

36. Manual do utilizador e instruções de instalação do Digora® FMX. Orion Corporation Soredex: Finlândia, 1999.

37. Kitagawa H, Farman AG, Scheetz JP, Brown WP, Lewis J, Benefiel M, Kuroyanagi K. Comparação de três sistemas de fósforo de armazenamento intra-oral utilizando a qualidade subjectiva da imagem. Dentomaxilofac Radiol. 2000; 29:272- 276.

38. Dr. Simon Shawe, Imagem Digital em Radiografia Dentária. Web //www.Dentaquip.Co.UK AA Pontual, DP de Melo, SM de Almeida, FN Bo' scolo e F Haiter Neto. Comparação entre sistemas digitais e filme dental convencional para a deteção de cárie de esmalte proximal. Radiologia Dento maxilofacial 2010; 39:431-436.

39. Shrout MK, Russell CM, Potter BJ, Powell BJ, Hildebolt CF. Melhoramento digital de radiografias: pode melhorar o diagnóstico de cáries? J Am Dent Assoc. 1996; 127:469-473.

40. Holtzmann DJ, Johnson WT, Southard TE, Khademi JA, Chang PJ, Rivera EM. Radiografia computorizada com fósforo de armazenamento versus radiografia com película na deteção de perda óssea peri-radicular patológica em cadáveres. Oral Surg Oral Med Oral Pathol Oral Radiol Endod 1998; 86:90-

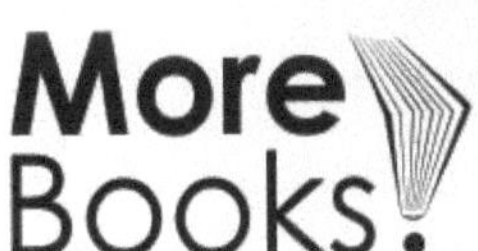

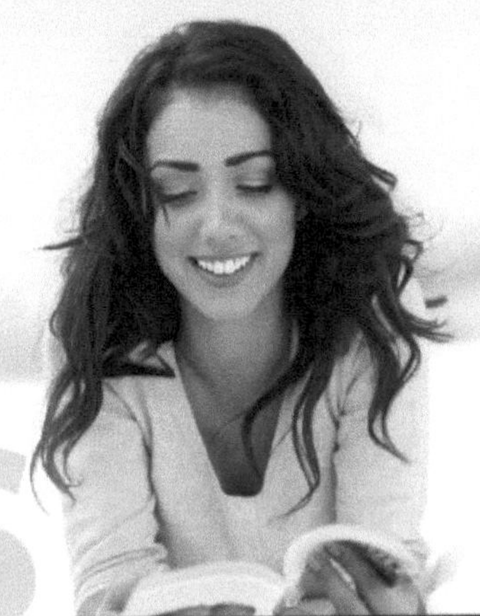

yes
I want morebooks!

Buy your books fast and straightforward online - at one of world's fastest growing online book stores! Environmentally sound due to Print-on-Demand technologies.

Buy your books online at
www.morebooks.shop

Compre os seus livros mais rápido e diretamente na internet, em uma das livrarias on-line com o maior crescimento no mundo! Produção que protege o meio ambiente através das tecnologias de impressão sob demanda.

Compre os seus livros on-line em
www.morebooks.shop

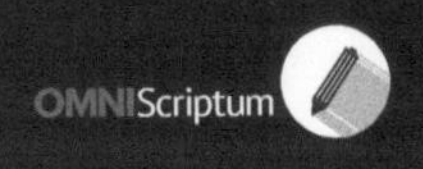

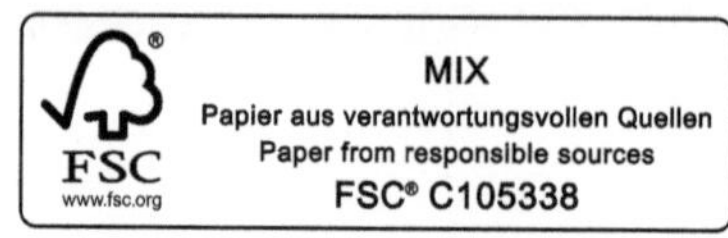

Printed by Books on Demand GmbH, Norderstedt / Germany